老化を「栄養」で
食い止める

70歳からの栄養学

医師
平澤精一

アスコム

70歳からは
特に摂りたい「栄養」があります。
それは、「タンパク質」
「ミネラル」「抗酸化物質」です。

元気でいたいなら、70歳からは、注目すべき「栄養」を変える

低栄養や、
筋力や活動量が低下する「フレイル」に陥るのを防ぎ、
いつまでも元気で過ごすために大事なのは、
70歳からの体に何が必要であるかをきちんと知ること。

たとえば、あらゆる細胞や物質の材料になるタンパク質、
亜鉛やカルシウム、マグネシウムといったミネラル、
体の酸化を防ぐ抗酸化物質、
「やる気」などのもとになるホルモンなどは、

年齢を重ねれば重ねるほど摂りづらくなったり、失われたりします。
たとえ今、病気でないとしても、
タンパク質やミネラル、抗酸化物質、ホルモンなどが足りていなければ、
活動的に動くことができず、免疫力も下がるため、
心身の調子を崩しやすく、あっという間に要介護状態になってしまうことも。

しかし、**不足しがちなタンパク質を意識して摂ったり、**
ミネラル、抗酸化物質、ホルモンを補充したり、
70歳からの体に合わせて生活習慣を見直したりすることで、
健康寿命を延ばし、
いつまでも元気に長生きすることができます。

健康寿命は、食事でまだまだ延ばせる！

健康寿命とは、介護を受けたり寝たきりになったりせず、日常生活を送ることができる期間のことです。


２０１９年時点のデータでは、日本人の平均寿命は、男性が81・４１歳、女性が87・４５歳。

平均健康寿命は、男性が72・６８歳、女性が75・３８歳。

平均寿命と平均健康寿命の間には、男性で約9年、女性で約12年の開きがあります。

つまり、支援や介護を必要とし、日常生活に制限のある期間が、平均で9～12年あるのです。

しかし、健康寿命を延ばすことができれば、この期間は短くなります。

いや、そもそも、平均健康寿命が72～75歳というのは、
短すぎると思いませんか？
食事や生活習慣を少しアレンジするだけで、
100歳、もしくはそれ以上の年齢まで元気に生きることも
可能になるかもしれません。

本書では、その具体的な方法をお伝えしています。
まずは、**健康・長生きを助ける代表的な食品**を
いくつかご紹介しましょう。

医師がすすめる
健康・長生きを助ける代表的な食品たち

PROTEIN
牛肉
タンパク質
ホルモン

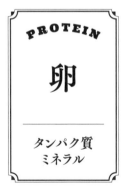

PROTEIN
ナッツ
タンパク質
ミネラル

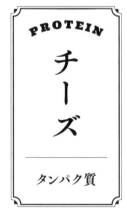

PROTEIN
チーズ
タンパク質

PROTEIN
卵
タンパク質
ミネラル

HORMONE

ニンニク

ホルモン
抗酸化物質

HORMONE

玉ねぎ

ホルモン
抗酸化物質

PROTEIN

納豆

タンパク質

PROTEIN

あさり

タンパク質
ミネラル

ANTIOXIDANT

トマト

抗酸化物質

PROTEIN

鮭

タンパク質
抗酸化物質

70歳から特に摂りたい「栄養」たち

先のページで紹介した10の食品は、いずれも手に入りやすく、食べやすく、70歳からの体に必要なタンパク質、ミネラル、抗酸化物質などが含まれています。

それでは、タンパク質、ミネラル、抗酸化物質が、健康に長生きするうえでなぜ必要なのか、その理由をお話ししましょう。

・タンパク質

タンパク質は、皮膚や毛髪、骨や歯、筋肉や内臓、血管、免疫細胞、酵素など、**あらゆる細胞や物質の材料**になります。

そのため、タンパク質が不足すると、新陳代謝が滞り、肌、髪、骨、歯、血管などの状態、内臓の働きなどが悪くなり、筋肉も衰えて運動量が減ります。

また、免疫細胞や抗酸化酵素なども正しく機能しなくなります。

その結果、病気にかかりやすくなる、太りやすくなる、疲れやすくなるなど、体にさまざまな不調があらわれ、しわやたるみが増える、抜け毛が増えるなど、外見の老化も進みます。

さらに、神経伝達物質の働きも鈍くなり、集中力や思考力も低下します。

つまりタンパク質が不足すると、**フレイルサイクル**に陥りやすくなってしまうのです。（フレイルサイクルについては第1章でお話しします）

なお、私たちの体内には、現在わかっているだけでも、100種類以上のホルモンやホルモン様のものが分泌されています。

一つひとつのホルモンの分泌量はごくわずかですが、それぞれが決まった役割を果たすことで、体の機能が正常に保たれています。

男女を問わず、70歳以上の人にとって重要なホルモンの一つが、「意欲や集中力、記憶力、判断力などを高める」「骨や筋肉を丈夫にする」「皮下脂肪や内臓脂肪をつきにくくする」「血管の柔軟性を保つ」「体内時計の機能を維持する」など、さまざまな働きを持つテストステロンであり、テストステロンが不足すると、心身の活発性が失われ、やはりフレイルサイクルに入りやすくなってしまいます。

ホルモンは、アミノ酸やコレステロールなどによって内分泌腺で作られるため、食事などによってタンパク質や良質のコレステロールを摂る必要があります。

・ミネラル（亜鉛）

カルシウム、マグネシウム、鉄、カリウム……。

私たちの体には「ミネラル」と呼ばれるさまざまな栄養素が存在し、骨や歯、代謝に関わる酵素などの材料となったり、体の機能を調整したりしています。

70歳からの体にとって特に重要なのが、亜鉛。

亜鉛は、新しい細胞のDNAの複製やタンパク質の合成に関わり、新陳代謝を促すという役割を担っており、「皮膚や毛髪、爪などの健康を維持する」「記憶力を高め、精神を安定させる」「免疫細胞の働きを助け、体の免疫力を高める」「肝臓の働きを助ける」「味覚を維持する」など、多岐にわたる作用があり、心身を活性化させて、70歳以上の人がフレイルサイクルに入るのを防いでくれるのです。

ただ、亜鉛は体内で作り出すことができないため、食事やサプリメントで摂取する必要があります。

・抗酸化物質

私たちの体が、呼吸によって取り込んだ酸素のうち数パーセントは、活性酸素に変化します。

活性酸素には強い殺菌力があり、体内に侵入したウイルスや異物などを排除してくれますが、一方で、健康なDNAや細胞、組織、器官まで傷つけ、酸化させます。そのため、活性酸素が増えすぎると、細胞の老化が進み、しわやしみなどができやすくなる、動脈硬化が起こりやすくなる、さまざまな病気にかかりやすくなる、といったことが起こります。

そんな活性酸素の発生を抑えたり、活性酸素を無害なものに変えたりする働きがあるのが、ビタミンAやビタミンC、ビタミンE、コエンザイムQ、セサミン、リコピン、アスタキサンチン、レスベラトロールといった抗酸化物質であり、70歳以上の人が**健康に長生きするうえで必要不可欠**なのです。

このように、タンパク質、ミネラル、抗酸化物質は、70歳からの健康を維持するうえで必要不可欠なのです。

本書を読んでくださっているみなさんへ
血液検査でわかる、体の栄養状態

第4章で詳しく説明をしていますが、
血液検査をすることで体内の栄養状態を知ることができます。
なんとなく食品やサプリメントを選ぶより、自分の体の状態を把握し、
何が本当に必要な栄養なのかを把握したほうが、はるかに効果的です。

自分に合った食品やサプリメントを選ぶことで、
低栄養、フレイル、寝たきり、要介護状態などを予防することにつながります。
医師やサプリメント外来などに相談するのもいいでしょう。
末長く、健康に人生を楽しむために、本書をぜひご活用ください。

医師　平澤精一

老化を「栄養」で食い止める　70歳からの栄養学　もくじ

第1章

「低栄養」「フレイル」を予防！ 70歳からの栄養学

第2章

70歳からの「体を元気にする」ミネラルの摂り方

第3章

70歳からの「心と体に効く」ホルモンの話

第4章

医師が推薦！70歳からのサプリメント活用術

第5章

70歳からは「朝食重視」が体にいい

第6章

70歳からは「7時間の睡眠」が元気の秘訣

第7章

いつまでも現役で! 70歳からの「健康」チェックリスト

本書は2022年3月に弊社より刊行された『60代からの最高の体調』を改題し、加筆、再編集したものです。

第1章

「低栄養」「フレイル」を予防！

70歳からの栄養学

年々、食欲が低下。
食事量が減り「低栄養」に⁉

70歳を過ぎると、食はどうしても細くなる

みなさんの中に、次のような思いを抱えている方はいらっしゃいませんか？

「年齢を重ねて、最近、あまり食欲がわかなくなった」
「食べてもすぐにお腹がいっぱいになってしまう」
「入れ歯になってから、硬いものが食べられなくなった」
「食事の用意をするのが面倒くさい」

年齢を重ねると、どうしても消化器官、特に胃腸の働きが悪くなり、食が細くなりがちです。

胃腸の筋力や消化酵素の分泌量などが衰え、食べものが入ってきても胃がうまく広がらなくなったり、食べものを運搬する力や消化する力が弱くなったりするからです。

そのため、常に満腹感がある、食べてもすぐお腹がいっぱいになる、といった状態になりやすく、食欲が低下してしまうのです。

また、筋力が衰えて外出したり体を動かしたりすることがおっくうになると、運動量が減って空腹を感じにくくなり、やはり食が細くなります。

歯が弱っている、入れ歯が合わないといった理由で、あまり噛《か》まずにするすると飲み込める軟らかいものしか食べられない人、食事の用意が面倒で、そばやうどん、丼ものだけで済ませてしまう人も少なくないでしょう。

しかし、**「歳だから仕方がない」とあきらめないで**ください。

食事量が減ったり、軟らかいもの、そばやうどん、丼ものなどの単品もので済ませたりすると、どうしても低栄養に陥ってしまいがちです。

そして、その状態が続くと、健康を著しく損ねてしまうのです。

年齢が上がれば上がるほど、栄養は不足しがち

低栄養とは、タンパク質などの栄養や、体を動かすために必要なエネルギーが不足している状態のことです。

厚生労働省の「令和元年国民健康・栄養調査」によると、「性別・年齢階級別の低栄養傾向の者（BMI≦20kg／㎡）の割合」は図の通りです。

ちなみに、BMIは「体重（kg）÷［身長（m）×身長（m）］」で算出されるもので、「体格指数」と呼ばれており、BMIが20以下の場合、低栄養の危険性が高まるといわれています。

図を見ると、基本的には年齢が上がれば上がるほど、低栄養傾向の人の割合が高くなっていることがわかります。

その原因としては、先ほどお伝えしたように、活動量の低下や咀嚼《そしゃく》機能・消化機能の低下などにより、食事の絶対量が少なくなったり、栄養素を効率よく吸収できなくなったりすることが挙げられます。

なお、女性のほうが低栄養傾向の人が多い原因としては、そもそも男性に比べて食事量が少ないことに加え、肥満を気にして、必要以上に食事制限をしてしまう人が少なくないことが挙げられるでしょう。

性別・年齢階級別の低栄養傾向の者（BMI ≦ 20kg / ㎡）の割合

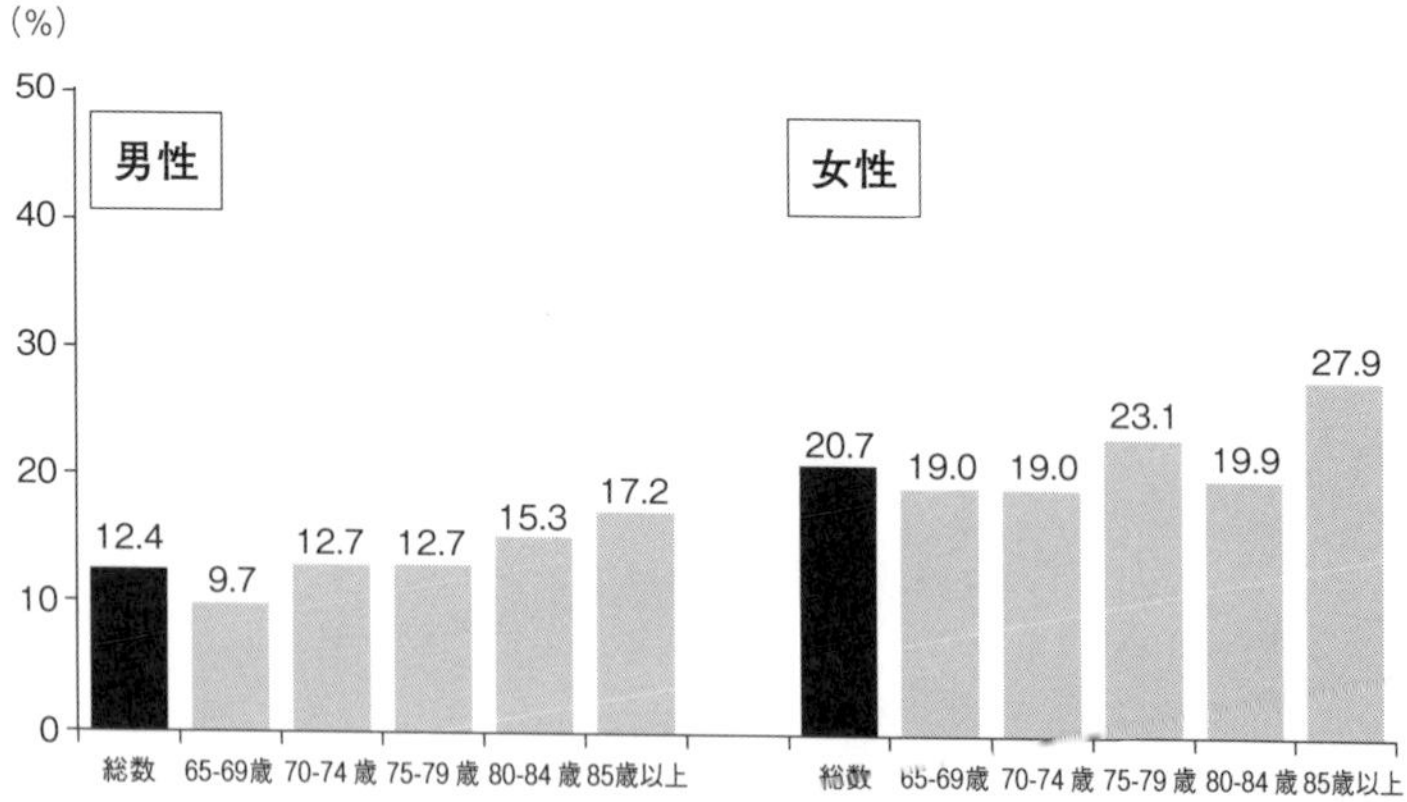

食事だけで、必要な栄養量をすべて摂るのは難しい

低栄養に関して、特に気をつけなければならないのが、自分では**「バランスのとれた食事をとっている」**と思っている人が、**低栄養に陥っているケース**が非常に多いということです。

そもそも、食事だけで必要な栄養をすべて摂るのは困難です。

高齢者に不足しがちな栄養素として、よく挙げられるのは、

・タンパク質
・食物繊維
・各種ミネラル
・各種ビタミン

などですが、厚生労働省の「日本人の食事摂取基準（２０２０年版）」によると、このうち、たとえばタンパク質は、65歳以上では１・０g／体重（kg）／日以上摂取することが望ましいとされています。

つまり、**体重が60kgの人であれば、一日に60g以上**。

１００g当たりのタンパク質含有量は、牛肉、豚肉、鶏肉が20g程度、豆腐が５g程度ですから、60gのタンパク質を摂ろうと思うと、肉類であれば毎日３００g、豆腐であれば１２００g食べなければなりません。

いかがでしょう？

食事だけで必要な栄養素をすべて摂るのは難しいと思いませんか？

「毎日、これだけの栄養を摂らなければ」と意識しすぎると、食事の支度も大変になりますし、食べることが楽しくなくなってしまいます。

また、厚生労働省などが推奨している量を摂らなかったからといって、すぐに低栄養に陥るわけでもありません。

大事なのは、毎日少しずつでもいいので、無理のない範囲で、食事によって、もしくはサプリメントを活用して、**不足しがちな栄養素を摂り続ける**ことです。

日々の食事にプラスワンするだけ！70歳からの栄養学

では、できるだけ手間をかけずに、低栄養に陥るのを防ぎ、いつまでも健康な体を維持するにはどうしたらいいのでしょうか？

誰にでもできる簡単な方法として私が考えたのが、この本でおすすめしている「70歳からの栄養学」です。

70歳からの栄養学では、以下の3つの栄養素を摂ることをおすすめしています。

一つ目は、タンパク質。

タンパク質が不足していると、筋肉、内臓、皮膚、ホルモンなどが十分に作られず、健康面や美容面でさまざまなトラブルが生じます。

二つ目は、ミネラル。

特に亜鉛は、70歳以上の人の心身の健康を維持するうえで、非常に大事な栄養素です。

三つ目は抗酸化物質。

抗酸化物質を摂ることで、体の不調や老化をもたらす活性酸素による細胞の酸化を防ぐことができます。

すでにお伝えしたように、必要な量を毎日絶対に摂取しなければならないということはありません。

ただ、70歳からは、まずは「ご飯に卵をかける」など、日々の食事に何らかの食材もしくはサプリメントをプラスワンすることで、この3つをできるだけ補い、みなさんにいつまでも健康に長生きしていただきたい。

それが、70歳からの栄養学の大まかな内容であり、目的なのです。

70歳から気をつけたいのは、フレイルサイクル

フレイルとは、高齢者の筋力や活動が低下している状態のこと

なぜ私が、タンパク質、ミネラル（特に亜鉛）、抗酸化物質の3つを、食事にプラスワンして摂ることをみなさんにおすすめするかというと、それが何よりも、70歳以上の方がフレイルのサイクルに入るのを予防することにつながるからです。

フレイルとは、日本老年医学会が提唱している「高齢者の筋力や活動が低下している状態」のことで、「虚弱」「老衰」といった意味を表す、英語の「ｆｒａｉｌｔｙ」を基にした言葉です。

早い人は60歳を過ぎたころからフレイルになり、65歳以上の20～25％の人がフレイルであるとの調査結果もあります。

フレイルサイクル

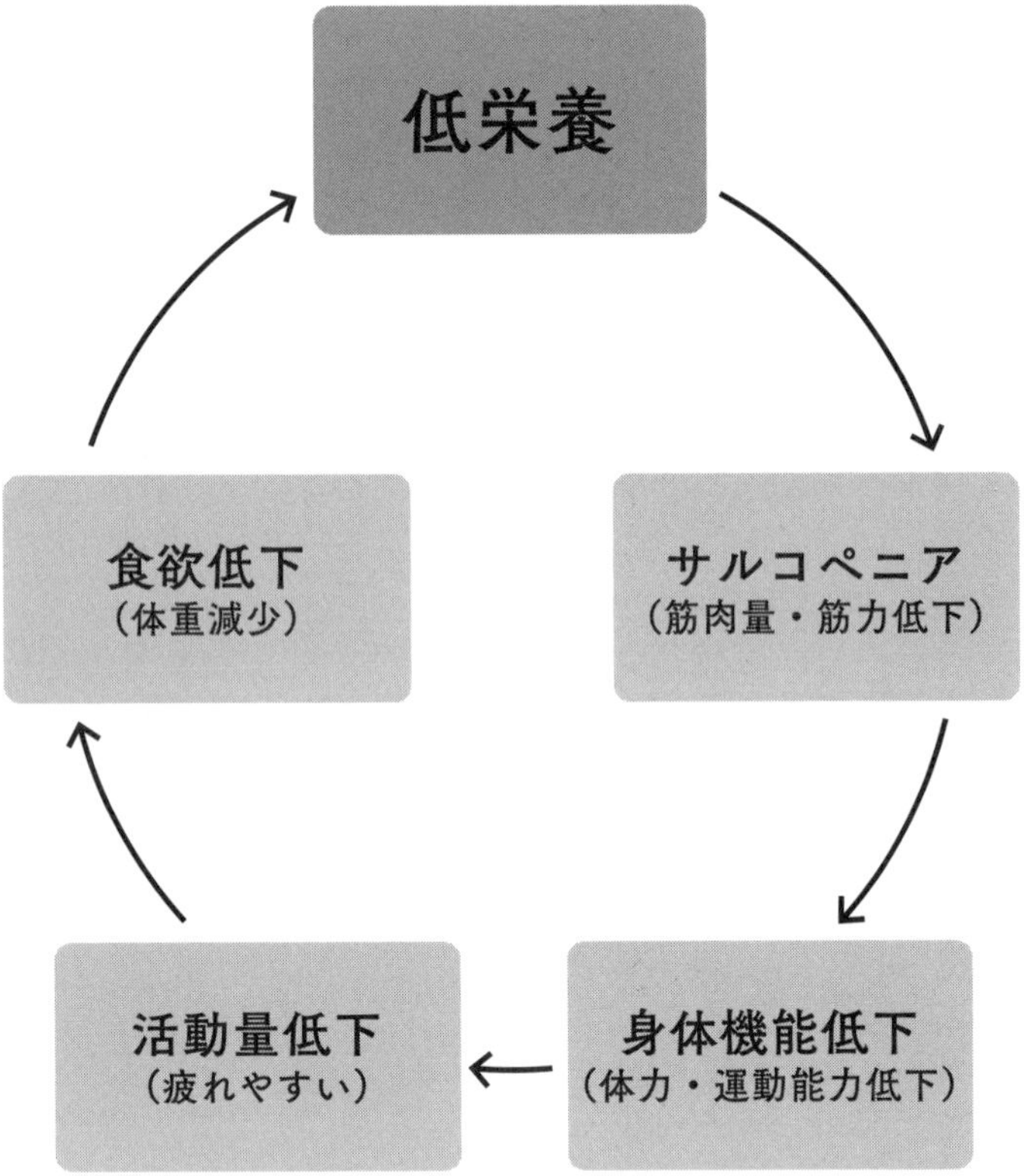
低栄養
サルコペニア
（筋肉量・筋力低下）
身体機能低下
（体力・運動能力低下）
活動量低下
（疲れやすい）
食欲低下
（体重減少）

具体的には、

- **筋肉量や筋力が低下する**
- **体力や運動能力が低下し、歩行速度が遅くなる**
- **活動量が低下し、疲れやすくなる**
- **食欲が低下し、体重が減る**

といった特徴が見られ、前ページの図のように、筋肉量や筋力の低下、体力や運動能力の低下、活動量の低下、食欲の低下などが互いに作用し合い、身体機能が徐々に低下していくサイクルのことを「フレイルサイクル」といいます。

タンパク質、ミネラル、抗酸化物質を摂ることで、フレイルサイクルを予防する

一度フレイルサイクルに入ると、家に閉じこもりがちになり、ますます心身の機能が衰え、生活の質が低下します。

その結果、風邪をこじらせて肺炎を発症する、打撲や骨折などのけがをするといったことが起こりやすくなり、それをきっかけに寝たきりになることも少なくありません。

脳卒中などの病気や転倒により、健康な状態から、突然要介護状態になるケースもありますが、多くの高齢者は、

・身体機能が低下する
・認知機能が低下する
・家に閉じこもり、動いたり人と交流したりする機会が減る

といった原因によってフレイルになり、そこから徐々に要介護状態になっていくと考えられています。

つまり、**フレイルは要介護の前段階**なのです。

ちなみに、新型コロナウイルス感染症（COVID－19）が世界中で猛威を振るい、人々が外出を控えたり、人と会うのを避けたりするようになってから、フレイルになる高齢者がどんどん増えています。

以前は年間約6％だったフレイルの発症者が、新型コロナウイルスの流行後は年間約16％にまで増加しているそうです。

フレイルサイクルに入ったり、寝たきりになったりするのを防ぐうえで非常に重要なのが、**食生活を改善し、低栄養を避ける**ことです。

特に、亜鉛をはじめとするミネラルやタンパク質が不足している人は、フレイルに陥りやすいことがわかっていますし、抗酸化物質を摂って活性酸素の影響を減らし、心身の不調を遠ざけることは、フレイルサイクルの要因である活動量の低下、食欲低下などの予防につながります。

日々の食生活では、若々しさを保つ食品プラスワンがカギ

ここでは、フレイルサイクルに入ってしまうのを防ぐために、私が特におすすめしたい、タンパク質、ミネラル、抗酸化物質が摂れる食品をご紹介します。

これらをぜひ、**日々の食事にプラスワン**してください。

・卵

卵は、食物繊維とビタミンC以外の、人間の体にとって必要な栄養素がすべて含まれている**「スーパーフード」**。特に70歳以上の方に必要なタンパク質が7・3g、ミネラルの**亜鉛が0・7㎎**と多く含まれています。

コレステロールを理由に敬遠された時代もありましたが、それは過去の話。

今では体内のコレステロール量と卵には科学的な根拠がないとされています。

なお、コレステロールはホルモン（テストステロン）のもととなる物質ですので、大変重要です。

脳神経に良いコリンも含まれていますので、卵かけご飯、目玉焼きなどにして、毎日食べてほしい食材です。

・ナッツ類

アーモンド、くるみ、ヘーゼルナッツ、ピーナッツなどのナッツ類は、いずれも植物性タンパク質が豊富で、**100g当たり約15〜25g**も含まれています。

また、種類によって含まれる栄養素は異なりますが、ミックスナッツでさまざまなナッツを食べれば、**亜鉛**、鉄、カルシウム、カリウム、マグネシウムなどのミネラル、α-トコフェロールや**レスベラトロール**などの抗酸化物質、ビタミンB群、食物繊維、悪玉コレステロールを減らし善玉コレステロールを維持するオレイン酸、アレルギーなどの炎症を抑え、中性脂肪を減らすαリノレン酸など、さまざまな栄養素を手軽に摂ることができます。

一日当たり片手でひとつかみ、ないし10粒程度を目安に食べることをおすすめします。

・牛肉の赤身

牛肉のうち、ももやヒレなどの赤身は、うま味が強くほどよい歯ごたえがあるだけでなく、低カロリー・低脂質で、**ほかの部位よりもタンパク質が多い**ため、非常にヘルシー。

たとえばもも肉には、**100g当たり約20g**のタンパク質が含まれています。

さらに、赤身肉には、亜鉛や鉄、脂質の代謝をスムーズにするL－カルニチン、疲労回復に欠かせないビタミンB群なども豊富に含まれているため、しっかり食べることで、脂肪がつきにくく、疲れにくい体になります。

・まぐろ

まぐろにも**良質なタンパク質が豊富**に含まれており、100g当たりのタンパク質量は赤身で約25g、トロ（脂身）で約23gと、牛肉の赤身以上です。

赤身は脂質が少なく、カロリーが低くてヘルシーで、カリウムや鉄などのミネラルも豊富に含まれています。

一方、脂身は脂質が多くカロリーも高いのですが、細胞を活性化させる働きのあるDHAや、血液中のコレステロールや中性脂肪を減らし、血流を良くするEPA、抗酸化作用のあるビタミンA、ビタミンEなどは、赤身よりも多く含まれています。

ただ、魚介類には水銀が含まれているため、厚生労働省によって、くろまぐろ、めばちまぐろなどは1週間に1回、80gまで、みなみまぐろなどは80gを週2回までと、摂取の目安が示されています。

・チーズ

チーズは牛乳の栄養成分が詰まっており、一切れ（約20g）でコップ一杯の牛乳（約200㎖）と同じだけの栄養が摂れるといわれています。特にタンパク質は、チーズの22〜28%となっており、**パルメザンチーズは20g当たり約9g**、カマンベールチーズやモッツァレラチーズは約4gのタンパク質を含んでいます。

また、種類にもよりますが、カルシウムやビタミンA、ビタミンB_2も豊富で、熱処理を行わないナチュラルチーズの場合は、乳酸菌を生きたまま取り入れることができます。

ただ、あまり多く食べると脂質や塩分の摂りすぎになってしまうので、一日一切れ程度を目安に食べましょう。

・納豆

納豆は、1パック50gに、良質な**植物性タンパク質**が約8g含まれています。しかも発酵しているため、大豆よりもタンパク質の消化吸収の効率が高いのです。食べやすく低価格なのもうれしいところ。

納豆などに含まれるムコ多糖タンパク質と糖タンパク質の混合物は、タンパク質の吸収をサポートするだけでなく、コレステロールからテストステロンが生成される際、その変換にも必要です。

また、亜鉛0・7gが含まれるほか、カルシウムやマグネシウム、鉄などのミネラル、ビタミンB_2やビタミンK_2、大豆イソフラボン、納豆菌、ナットウキナーゼという酵素も豊富で、**腸内環境を整え免疫力が上がる**、血流が良くなる、骨折しにくくなる、更年期障害が改善されるといった効果が期待できます。

ただし、一日に何パックも食べると、腹痛や吐き気、婦人科系疾患などをもたらす危険性もあります。健康な方で、一日1パックまでが目安です。

・玉ねぎ・ニンニク

玉ねぎやニンニクには抗菌作用があり、血流改善などの効果が高い**アリシン**が含まれています。

アリシンは体内でビタミンB_1と結びつくとアリチアミンに変わり、疲労回復効果が期待されるほか、**テストステロンを増やす効果もある**と考えられています。

また、玉ねぎには、強い抗酸化力を持ち、血管を丈夫にする作用もあるケルセチンや各種ビタミン、ミネラルが、ニンニクにも各種ビタミン、ミネラルが豊富に含まれています。

なお、玉ねぎのアリシンは熱に弱いため生のスライスで食べたほうがよいのですが、ニンニクは加熱したほうが、テストステロンを増やす効果や血流改善効果が高まります。

いずれも食べすぎるとやはり腹痛や吐き気などを起こすおそれがあるため、玉ねぎは一日50g程度、ニンニクは生で1片、加熱して4片程度を目安に食べましょう。

・しじみ・あさり

しじみやあさりには、タンパク質（アミノ酸）が豊富に含まれています。

また、鉄、カルシウム、カリウムといったミネラルや、**タンパク質の消化吸収効率を高め**たり、骨髄で血液を作ったり、肝機能の働きを高めたりするビタミンB_{12}のほか、あさりには亜鉛も含まれています。

・トマト

トマトに含まれる**リコピン**には、非常に強い抗酸化作用や血流改善作用があるため、老化や生活習慣病、がんなどの**病気の予防に効果**があるといわれています。

リコピンは熱に強く、加熱して食べることで吸収率が高まるため、リコピンを効率よく摂るためには、生で食べるよりも、煮る、焼くなどして食べたほうがいいでしょう。

なお、トマトにはほかにも、ビタミン類、カリウム、食物繊維などがバランスよく含まれており、できれば毎日食べることをおすすめします。

・鮭

鮭には、100g当たり22〜25g程度と、タンパク質が豊富に含まれています。ほかに、DHAやEPA、カルシウム、ビタミンDやビタミンEなども摂ることができますが、**特筆すべきなのがアスタキサンチン**です。

アスタキサンチンには、ビタミンCの6000倍もの抗酸化力があるのです。アスタキサンチンは油と一緒に摂ると効率よく吸収でき、レモンと一緒に摂取すると抗酸化作用が増すといわれているため、バターなどと一緒に炒め、レモン汁をかけて食べるのが一番おすすめです。

一日当たりの摂取量は、刺し身なら6切れ（100g）、切り身なら一切れ（80g）程度がよいでしょう。

日々の食事の中で
タンパク質が摂りやすい食品はこちら

食品の種類	食品名	1食あたりの量	重量（g）	たんぱく質（g）
肉類	輸入牛・ヒレ肉		80	16.4
	豚もも肉・赤身		80	17.5
	もも（皮なし）		80	15.2
	鶏レバー		80	11.6
	ロースハム	2枚	20	3.3
魚類	アジの開き	開き1枚	80	16.2
	銀鮭	切り身　大1切れ	80	15.7
	まだら	切り身　大1切れ	80	14.1
	するめいか	切り身　大1切れ	80	14.3
	めばちまぐろ・赤身	刺身　6切れ	80	18.2
卵	鶏卵	1個	50	6.2
乳製品	低脂肪乳	コップ1杯	200	7.6
	ギリシャヨーグルト	1個	100	10.0
	プロセスチーズ	1個	18	4.1
	カテージチーズ	大さじ2	20	2.7
大豆製品	絹ごし豆腐	1人分	150	7.4
	納豆	1パック	45	7.4
	ゆで大豆		45	6.7
	調整豆乳	コップ1杯	200	6.4
おやつ	あたりめ	1袋	16	11.1
	ビーフジャーキー(牛)	1袋	45	24.7
	焼き竹輪	2本	50	6.1
	プロテインバー	1個		10～20

食事で栄養を摂るのが大変なら、サプリメントを活用しよう

食材ではなく、サプリメントをプラスワンするのも有効

なお、心身の健康を維持するためやフレイルサイクルに入るのを防ぐために、日々の食事にプラスワンしていただきたいのは、食材だけではありません。70歳以上のみなさんは、**ぜひサプリメントを活用**してみてください。

すでにお伝えしたように、日々の食事だけで、健康を維持するのに必要な栄養をすべて摂るのは非常に困難です。

嫌いだったりアレルギーがあったりして食べられない食材もあるでしょうし、毎日、「すべての栄養を摂らなければ」と思うと、メニューを考えたり料理をしたりするのがおっくうになるでしょう。

しかしサプリメントであれば、必要な栄養素だけを手軽に補うことができます。

日本のような国民皆保険制度がなく、病気になると高額な治療費を払わなければならない**アメリカでは、「自分で病気を予防する」**という意識が強く、多くの人が健康維持のためにサプリメントを利用し、食事だけでは摂りきれない栄養素を効率的に補っています。

また、日本でも、サプリメント市場は年々拡大しており、現在は1兆円を超えています。

自分に必要な栄養素を、質の良いサプリメントで摂ることが大事

ただ、いくら「健康にいいから」といって、どんなサプリでもやみくもに飲めばいいというわけではありません。

「自分にどの栄養素が足りていないか」をきちんと把握し、質の良いサプリメントを摂らなければ、かえって健康を害することにもなってしまいます。

まず、自分にどの栄養素が足りていないかを簡単に知る方法ですが、職場や地域の健康診断の血液検査の結果を利用するとよいでしょう。

詳しくは第4章で紹介していますので、ぜひ参考にしてみてください。


次に、サプリメントの品質についてですが、ひと口に「サプリメント」といっても、さまざまな商品があります。

有効な栄養成分がほとんど含まれていないもの、体に有害な添加物が使われているものも少なくありません。


ちなみに、私が現在摂っているサプリメントは、やはり第4章で紹介しています。

いずれも、私が自信を持っておすすめできるメーカーのもので、一物全体食の考えに基づいて作られているため栄養価が高く、添加物などがほとんど使われていません。

一物全体食とは、**「食物は全体で一つの命であり、丸ごと食べることで、その食物が持つ栄養素を全部摂る」**というものです。

米は白米よりも、精白しない玄米を食べる。

野菜はできるだけ皮をむかず、葉や根も食べる。

魚は切り身ではなく、丸ごと食べる。


それが一物全体食の基本的な考え方です。

たとえば、大根を根だけでなく、葉もすべて食べることで、葉に多く含まれるβ－カロテンやビタミンK、カリウムといった栄養を摂ることができます。


そして、野菜や果物などの食材においては、さまざまな栄養素がチームを組み、相互に助け合いながら存在しています。

食材を丸ごと食べることは、チーム全体を体の中に入れることであり、個々に摂るよりも効率よく、それぞれの栄養素を吸収し働かせることができるのです。


残念ながら、多くのサプリメントは、食べものを精製する過程でチームを解体し、栄養素を単体で取り出していますが、私が摂っているサプリメントは食べものを精製せず丸ごと使っているため、商品に表示されている以外のさまざまな栄養素を同時に摂ることができます。

必要な栄養素自体は人によって異なりますが、どのメーカーのサプリメントを選べばいいか判断に迷ったら、ぜひそのメーカーの公式サイトなどを見て、栄養素を効率よく摂ることができるか、添加物が使われているかどうかといったことをチェックしてみてください。

70歳からは、もっとアクティブに人生を楽しもう！

70歳からが人生の本番

私は今、68歳ですが、70歳からが人生の本番だと思っています。

ひと昔前なら、定年を迎えるのは60歳でしたが、最近では定年延長や再就職により、60代で働く人も増えています。

仕事などから解放されて自由時間が一気に増えるのは、70歳からなのです。

たしかに、20代や30代のころのような体力はなく、無理はきかなくなっているかもしれません。

しかし、どう過ごすかを自分の意思ひとつで決めることができ、それまでとは比べものにならないくらい自分らしく生きられるのが、70歳からの人生ではないかと思うのです。

ただ、人生の後半を心ゆくまで満喫するためには、健康は欠かせません。

たとえば、2017年に、全国の60～79歳の男女1000人を対象に行われた「シニアの食生活と健康意識に関する調査」（ネオマーケティング）の結果を見ると、「あなたが今、楽しみにしていることをお答えください」という問いに対し、もっとも多かった回答が「旅行」（60・4％）、次いで「運動・スポーツ」（27・4％）、「買い物」（22・9％）、「外食」（21・9％）、「孫と遊ぶこと／孫との外出」（20・2％）となっています。

いずれも、健康でなければできないことばかりです。

高齢者の7割が、健康に不安を感じている

一方で、今、多くの高齢者が健康に不安を感じています。

2014年に、全国の60歳以上の男女を対象に実施された「高齢者の日常生活に関する意識調査」（厚生労働省）では、「将来の自分の日常生活全般について、どのようなことに不安を感じますか?」という問いに対し、67・6%の人が「自分の配偶者の健康や病気のこと」、59・9%の人が「自分や配偶者が寝たきりや体が不自由になり、介護が必要な状態になること」と答えており、「生活のための収入のこと」と答えた人の割合（33・7%）をはるかに上回っています。

60歳以上の約7割の人が、老後の健康に関して、不安や悩みを感じているのです。

また、「自分や配偶者の健康や病気のこと」について不安を感じる人に対する、「どのようなことに不安を感じているか?」という問いへの回答を見ると、「体力の衰え」が62・2%ともっとも高く、次いで、「認知症」55・0%、「がん」45・5%、「高血圧」43・7%……となっています。

健康だと思っている人の体内のリアル

ところが、人生の後半を満喫するために、あるいは健康への不安を解消するために必要なことを実践している方は、あまりいらっしゃいません。

「健康に気を遣っている」という人、「健康に自信がある」という人でも、本当にやるべきことをやっていなかったり、重要な栄養素が足りていなかったり……といったケースが少なくないのです。

たとえば、「自分は健康に気を遣っている」と自認するある患者さんは、コレステロールの摂りすぎに日ごろから気をつけており、健康診断の結果でも総コレステロール値が常に低いことに安心していました。

しかし、60歳を過ぎたころから意欲や気力・体力の低下を感じるようになり、それが長引くため、気になって内科を受診し血液検査を受けたそうです。

検査では、特に異常は認められないとのことでしたが、後日、やはり気になるからと当院にお越しになったため、検査したところ、遊離テストステロン値が低下しており、同時に総コレステロール値が150㎎／dℓと、明らかな低下が認められました。

「コレステロールの値は低いほうがいい」と思っている方は多いかもしれませんが、テストステロンの材料はコレステロールです。

あまりにコレステロールの摂取量を減らすと総コレステロール値が低下し、テストステロンの材料が不足し、倦怠感、やる気が出ない、体力の低下などの症状が起こる**LOH（加齢男性性腺機能低下）症候群**に陥ってしまうのです。

全盛期と同じくらいの体力を取り戻すのは難しくても、できるだけ心身を健康に若々しく保つことは可能です。

自分の望むように体を動かし、自分の足で行きたいところへ行き、食べたいものを食べ、会いたい人に会い、意欲や興味を持って日々の生活を楽しむことができれば、あなたの70歳からの人生は素晴らしいものになるはずです。

そして、それを実現するために不可欠なのが、第2章以降で詳しくお話しする、**「70歳からの栄養学」**です。

すでにお伝えしたように、人生の後半にさしかかると、どうしても心身の老いが加速していきます。

それまでと同じように過ごしていては、健康を損なうリスクは高まる一方です。できるだけ長く、元気に過ごすためには、ホルモンやミネラルをしっかり補充し、サプリメントを科学的に利用し、体の抗酸化力を高め、食事の仕方を見直し、質の良い睡眠をとることが絶対に必要なのです。

もしも今、「疲れやすい」「やる気が出ない」「老け込んできた」など、心身の不調を感じていても、「加齢のせいだから仕方ない」などとあきらめないでください。

70歳からの栄養学を実践して、いつまでも元気に健康に長生きし、人生の後半を味わい尽くしましょう。

第2章

70歳からの「体を元気にする」ミネラルの摂り方

卵は毎日食べてほしいスーパーフード

卵は、ビタミンCと食物繊維以外の栄養素がすべて含まれたスーパーフード

必要な栄養素を補い、いつまでも健康でいられるため、ぜひみなさんに実践していただきたいのが、**日々の食事に必ず卵をプラス**することです。

できれば、卵は冷蔵庫の中に常備されることをおすすめします。

何といっても卵は、ビタミンCと食物繊維以外の栄養素がすべて含まれた、スーパーフードと呼ばれる食材です。

亜鉛が健康や若さを維持するうえでいかに重要かについては、これから詳しくお話ししますが、卵には亜鉛が一個あたり0・78㎎と、かなり多く含まれています。

もっとも簡単に卵を食べられる料理といえば、やはり「卵かけご飯」でしょう。手軽に作ることができて食べやすく、お子さまから高齢者まで幅広い世代の方に愛されており、栄養面でも非常に優れています。

また、卵かけご飯であれば、噛む力や飲み込む力が弱くなった方でも、比較的楽に食べることができます。

卵かけご飯にするだけで、たくさんの栄養素を摂ることができる

卵に含まれている栄養素のうち、亜鉛以外で特筆すべきものとしては、以下のものが挙げられます。

・代謝を促し、細胞活動の促進や生殖機能の維持に関わるビタミンA
・骨や歯の主要な成分になるほか、細胞分裂や筋肉の収縮、血液凝固作用の促進など

に関わるカルシウム

・カルシウムの吸収促進、骨の成長促進、免疫機能の調整などに関わるビタミンD

・脳の記憶や学習能力を高めるアセチルコリンの原料となるコリン

・肝機能を高めたり、アレルギーの原因となるヒスタミンを抑えたりする必須アミノ酸のメチオニン

ご飯を単品で食べるのではなく、**卵かけご飯にするだけで、三大栄養素であるタンパク質、脂質、糖質**に加え、こうした栄養素も同時に摂ることができるのです。

なお、亜鉛は空腹時にもっともよく吸収されるといわれています。

もし一日一回だけ卵かけご飯を食べるのであれば、できれば朝など、空腹で亜鉛の吸収率が高そうな時間帯に食べるようにしてください。

医師がすすめる「卵プラスワン」レシピで、ミネラルを補充しよう

卵かけご飯に食材をプラスして、よりたくさんの栄養素を

すでにお伝えしたように、ご飯を卵かけご飯にするだけで、亜鉛やタンパク質をはじめ、さまざまな栄養素を摂ることができます。

しかし、余裕のある方は、さらに食材をプラスワンしてみてください。

そうすれば、より多くの栄養素を摂ることができます。

プラスワンする食材は何でもかまいませんが、ここでは特に栄養面での効果が高く、しかも簡単においしく食べられるものをいくつかご紹介しましょう。

最初におすすめしたいのが、いわしの缶詰です。

いわしに含まれるDHA（ドコサヘキサエン酸）やEPA（エイコサペンタエン酸）は、私たちの体に必須の脂肪酸。

これらには、中性脂肪を減らし、動脈硬化や、アレルギーなどの炎症を抑える働きがあります。

また、いわしにはカルシウムや、エネルギー代謝を高めたり、疲労感を解消したりする働きのあるビタミンB群も含まれています。

缶詰からいわしを取り出して、そのまま卵かけご飯にのせてもかまいませんが、耐熱容器に入れ、オーブントースターで軽く焦げ目がつくまで汁ごと焼いてから食べると、さらにおいしく食べることができます。

サーモンやバジル、チーズとの組み合わせもおすすめ

次におすすめしたいのが、刺し身用のサーモンです。

抗酸化物質については第4章で詳しくお話ししますが、サーモンにはビタミンCの6000倍もの抗酸化作用があるともいわれる、**アスタキサンチン**という抗酸化物質

が含まれており、細胞の老化を防ぎます。

さらに、サーモンにはいわし同様、DHA、EPA、ビタミンB群なども多く含まれています。

しょう油とみりんを混ぜ合わせ、サーモンをさっとくぐらせてご飯の上にのせ、卵の黄身だけを混ぜ合わせるという食べ方がおすすめです。

お好みで、大葉の千切りを混ぜるのもいいでしょう。

洋風がお好きな方は、卵と混ぜたご飯にバジルとチーズをのせ、600wの電子レンジで1分ほど加熱してみてください。

さまざまなミネラルや抗酸化物質を含むバジル、亜鉛やカルシウム、アミノ酸などを含むチーズを同時に食べることができます。

免疫細胞の活性化、全身の健康維持、ミネラルのすごい力

生命の維持、健康の保持に不可欠なミネラル「亜鉛」

ここからは、70歳以上の人が心身の健康を維持するうえで、亜鉛がいかに大事な役割を果たしているかをお話ししましょう。

私は長い間、高齢者の健康維持には、亜鉛不足の解消が不可欠であると提唱してきました。

近年になって、ようやく亜鉛の重要性が認識され始めてきましたが、心身の不調と亜鉛不足を結びつけて考える人は、医師の中でもまだまだ少ないと感じています。

亜鉛は、よく精力剤として用いられています。

そのため、亜鉛に対し、「精力を高めるもの」「男性に必要なもの」といったイメージを抱いている人は、たくさんいらっしゃるのではないでしょうか。

しかし、あとでお話しするように、亜鉛には、「皮膚や毛髪、爪などの健康を維持する」「記憶力を高めたり、精神を安定させたりする」「免疫細胞を助け、体の免疫力を高める」といった働きもあるのです。

新型コロナウイルスの感染拡大に伴い、免疫力アップが求められる中で、亜鉛の重要性があまり語られないのは非常に残念なことだと私は思います。

亜鉛は**生命の維持**、**健康の保持**に不可欠なミネラルなのです。

亜鉛は新陳代謝を促し、300種類以上もの酵素の働きを助けている

それでは、亜鉛の働きについて、もう少し詳しくお話ししましょう。

体重70kg程度の、健康な成人男子の体内には、1・5～3gの亜鉛があり、骨や筋肉、肝臓や腎臓、膵臓《すいぞう》などのほか、血液中の赤血球や眼の網膜、脳、皮膚、毛髪、男性の前立腺などに存在しています。

そして、量自体はごくわずかですが、亜鉛は体内で驚くほど多方面にわたる活躍をしています。

たとえば、亜鉛は、新しい細胞のDNAの複製やタンパク質の合成に関わり、新陳代謝を促すという重要な役割を担っています。

亜鉛が不足していると、細胞は新しく生まれ変わることができないのです。

「皮膚や毛髪、爪などの健康維持」は、亜鉛の重要な作用の一つです。

私たちの皮膚や毛髪、爪などは、コラーゲンやケラチンといったタンパク質によってできていますが、タンパク質の合成や細胞の新陳代謝にも亜鉛が関わっています。

また、亜鉛は、記憶や学習を司る「海馬」をはじめ、脳のさまざまな部位にも含まれており、記憶力を高めたり精神を安定させたりするうえで大きな役割を果たしています。

認知症の患者さんに亜鉛を投与したところ、症状が改善したという実例もあります。

さらに、人間の体内には千数百種類におよぶ酵素があり、生命や健康を維持するうえでさまざまな役割を果たしているのですが、亜鉛はそのうち、

・血液中の炭酸ガスやアルコールを分解する酵素
・細胞の老化やがんの発生を促す活性酸素を除去する酵素
・ビタミンAの代謝に関わる酵素
・骨の形成や肝臓、腎臓、膵臓の機能維持に関わる酵素

など、３００種類以上もの酵素の働きを助けています。

なお、亜鉛は、テストステロンというホルモン（テストステロンについては第3章で詳しくお話しします）の生成にも大きく関与していると考えられています。

正確な因果関係については、まだ解明されていませんが、毛髪の亜鉛の濃度が高い人は、テストステロンの値も高いとの調査結果が報告されています。

感染症、がん……。亜鉛は免疫細胞を活性化させ、さまざまな病気を遠ざける

しかし、亜鉛がもっとも優れているのは、免疫力を高めてくれる点にあるといえるでしょう。

私たちの体内には2兆個もの免疫細胞が存在しています。

免疫細胞の主体は白血球で、主に血液中に存在しており、

・サイズの大きい細菌類などを飲み込んだり、その情報をほかの免疫細胞に伝えたりする、「樹状細胞」や「マクロファージ」などの「単球」
・異物や、ウイルスなどに感染した細胞などを見つけて排除する「T細胞」、外敵や異物を攻撃する抗体を作る「B細胞」、血流に乗って体内をパトロールし、ウイルスに感染した細胞などを単独で攻撃する「ナチュラルキラー（NK）細胞」などの「リンパ球」
・サイズの大きい細菌類などを飲み込んで処理する「顆粒球」

の3種類に、大きく分けられます。

体の免疫機能が正常に働いている状態であれば、これら免疫細胞が相互に協力し合い、バランスをとり合って、感染症をもたらす細菌類やウイルス、体の中に発生したがん細胞などを殺したり、増殖を抑えたりしてくれるのです。

そして亜鉛には免疫細胞を助け、体の免疫力を高める作用があります。

免疫細胞の分裂や新陳代謝には、亜鉛が必要です。

また、亜鉛は、免疫細胞が異物を認識するための情報の伝達や、抗体の産生にも関わっており、ナチュラルキラー細胞を増やし、活性化させる働きを持つ「インターフェロンα」というタンパク質の合成にも、亜鉛は欠かせません。

ほかにも、亜鉛には、「痛みや発熱、腫《は》れなど、体にダメージを与える過剰な自然免疫反応を抑制する抗炎症性タンパク質を増やし、免疫反応の効率を高める」「気道の線毛の動きを促進して、異物を排除しやすくする」といった作用もあります。

亜鉛はさまざまな働きによって、免疫細胞を活性化させ、免疫力を高め、私たちを病気から守ってくれているのです。

亜鉛には、細胞を酸化し傷つける活性酸素を無害化する働きもある

さらに、亜鉛には、活性酸素を無害化する働きもあります。

あとで詳しくお話ししますが、活性酸素とは「物質を酸化させる力が強い酸素」のことです。

酸化させる力が強いということは、錆《さ》びさせる力が強いということであり、殺菌力が強いということでもあります。

活性酸素は、体内に侵入したウイルスや異物などを排除する役割を果たしてくれるのですが、一方で、体内の健康なＤＮＡや細胞、組織、器官までも傷つけ、錆びさせてしまうため、老化やがん、生活習慣病をはじめとするさまざまな病気を引き起こします。

人体には、過剰に発生した活性酸素を無害化する、SOD（スーパーオキシドジスムターゼ）、グルタチオンペルオキシダーゼ、カタラーゼなどの「抗酸化酵素」を合成する仕組みも備わっているのですが、亜鉛はSODの構成成分の一つなのです。

ほかにも亜鉛は、「インスリンの生成や働きを助け、糖代謝を促す」「アルコールの分解や体内に入った有毒な金属の無害化など、肝臓の働きを助ける」「成長ホルモンの働きを維持し、骨の成長を促す」といった作用によって、私たちの健康を維持してくれています。

亜鉛は**「長生きミネラル」**だと言ってもいいでしょう。

実は、日本人の多くが、亜鉛不足

日本人の10～30％は亜鉛が不足している

しかし、残念ながら、現代の日本人には、健康の維持に必要な亜鉛が十分に摂取できていない「亜鉛欠乏症」の人が少なくありません。

日本人は、潜在的な亜鉛欠乏状態である割合が高く、最近の調査によると、先進国で唯一、10～30％の人が亜鉛欠乏状態であるとの結果が出ているのです。

なお、厚生労働省が発表した「日本人の食事摂取基準　2020年版」では、一日当たりの亜鉛の平均摂取推奨量は、

・男性　11㎎（18～74歳）、10㎎（75歳以上）
・女性　8㎎（18歳以上）

とされています。

この数値自体、若干低いのではないかとも指摘されていますが、2019年に、やはり厚生労働省が行った「国民健康・栄養調査」によると、日本人の実際の亜鉛摂取量（一日当たり平均）は、

・男性　9・3mg（65～74歳）、8・5mg（75歳以上）
・女性　8・1mg（65～74歳）、7・5mg（75歳以上）

であり、男性で1・5～1・7mgほど足りておらず、65～74歳の女性は基準を満たしているものの、75歳以上の女性で0・5mgほど足りていないことがわかります。

加工食品や加齢などが、亜鉛不足を招いている

ではなぜ、亜鉛不足に陥る人が多いのでしょう。

まず人間の体は、自分で亜鉛を産生することができず、しかも亜鉛は働き者で消費されやすいため、食事などによって、必要な量を摂取する必要があります。

ところが、亜鉛を多く含む食品は非常に限られています。

85ページの表のように、牡蠣《かき》は5粒（60ｇ）中に7・9㎎、豚レバーや牛肩肉などは70ｇ中に4～5㎎と、比較的多く亜鉛が含まれているのですが、これらの食材はあまり好きではないという人、アレルギーを持っている人も多く、かなり意識的に献立を考えなければ、食事だけで十分な亜鉛を摂取するのは難しいといえます。

また、加工食品を食べる機会が増えたことも、現代日本人に亜鉛欠乏症の人が多い理由として挙げられます。

加工食品にはそもそも、亜鉛含有量が少ないのですが、それに加えて、加工食品に多く含まれるポリリン酸ナトリウムという食品添加物には亜鉛を体内から排出してしまう作用が、フィチン酸という物質には、亜鉛を吸収しにくくする作用があるのです。

さらに、お酒の飲みすぎや、慢性肝障害、慢性腎障害、糖尿病などの影響で、亜鉛が体外に過剰に排出されることもありますし、大量に汗をかくと、亜鉛も一緒に排出されてしまいます。

そして、特に高齢者の場合、若いころに比べて活動量や食欲が低下し食事の絶対量が少なくなること、咀嚼《そしゃく》機能や消化機能が低下し、栄養素を効率よく吸収できなくなることなどが、**亜鉛不足をより深刻化**させています。

ストレスによって十二指腸がダメージを受けていたり、腸や肝臓の病気を抱えていたりする場合にも亜鉛が吸収されにくくなりますし、生活習慣病の治療薬や骨粗しょう症の治療薬の中には亜鉛の吸収を妨げるものもあります。

現代社会は、とりわけ高齢者にとっては、亜鉛が摂取しにくい環境にあるのです。

主な食品の亜鉛含有量

食品名	大人1食分のおよその量	
	単位（重量）	亜鉛含有量（mg）
牡蠣	5粒（60g）	7.9
豚レバー	70g	4.8
牛肩肉（赤身肉、生）	70g	4.0
牛もも肉（生）	70g	2.8
牛レバー	70g	2.7
鶏レバー	70g	2.3
ほたて貝（生）	3個	1.6
うなぎ	1/2尾（80g）	1.1
ご飯（精白米）	茶碗1杯（150g）	0.9
木綿豆腐	半丁（150g）	0.9
カシューナッツ（フライ）	10粒（15g）	0.8
納豆	1パック（40g）	0.8
アーモンド（フライ）	10粒（15g）	0.7
プロセスチーズ	1切れ（20g）	0.6

心身の不調があらわれたら、亜鉛不足の可能性を考えてみる

亜鉛不足が引き起こす、さまざまな心身の不調

これまで見てきたように、亜鉛は私たちが健康に若々しく生きていくうえで必要不可欠であり、亜鉛が不足すると、心身にさまざまな不調があらわれるようになります。

肌荒れや湿疹、皮膚炎などが起こったり、爪が割れたり、髪の毛が抜けたり、皮膚にできた傷の治りが遅くなったりします。

容姿の美しさ、若々しさが失われるだけでなく、「**物忘れ**がひどくなる」「イライラする」「**うつ状態**になる」といった症状も起こりやすくなります。

また、免疫力が低下したり、活性酸素を無害化するSODの働きが悪くなったりするため、がん、糖尿病、慢性肝疾患、肝硬変、認知症など、さまざまな病気にかかるリスクが高くなります。

亜鉛はテストステロンの生成にも関わっているため、高齢の方は、加齢によるテス

トステロン不足と亜鉛不足からくるテストステロン不足の両方が同時に起こりやすいともいえるでしょう。

さらに、亜鉛不足からくる外見の衰え、情緒の不安定さ、記憶力の低下などは、自信喪失や大きなストレスとなりやすく、家族や社会から孤立し、ますますテストステロンが低下する、といったことが起こりかねません。

フレイルの高齢者は、そうでない高齢者に比べ、亜鉛が不足していることもわかっています。

「味がしない」「食べものがおいしく感じられない」と思ったら、まず亜鉛不足を疑ってみる

ところが、亜鉛不足（亜鉛欠乏症）という病気は、医療関係者にも十分に理解されておらず、亜鉛不足による症状が見過ごされているケースも少なくありません。

70歳以上の人が健康に幸せに生きるためには、亜鉛についてきちんと知り、亜鉛不足に陥らないようしっかり予防し、あるいは亜鉛が不足していれば早めに気づき、適

切な対策をとる必要があります。

まずはみなさん、**次の項目の中に当てはまるもの**がないか、考えてみてください。

・食べものの風味（香りや味わい）がわからない
・味が薄く感じられて、しょう油や塩、砂糖を多くかけてしまう
・何も食べていないときでも、常に口の中に苦味などを感じる
・最近、何を食べてもまずく感じられたり味がしなかったりするため、食欲が低下し体重が減ってきた
・甘いものを苦く感じたり、酸味や苦味などは感じても、甘味だけ感じられなかったりする
・とがった感じがして、塩味を不快に思う
・以前まで好きだったものが嫌いになって、食べられなくなった

いくつか当てはまるものがあったら、亜鉛不足に陥っている可能性があります。

ちなみに、なぜ「味覚障害」をチェックするリストで、亜鉛不足の可能性があるかどうかがわかるかというと、亜鉛には「味覚を維持する」働きがあるからです。

私たちは、舌や軟口蓋《なんこうがい》にある「味蕾《みらい》」という小さな器官で味を感じています。味蕾は成人で約5000〜6000個ありますが、年齢を重ねるにつれ減少し、味蕾の中にある味細胞は、加齢や喫煙、刺激物の飲食などによって衰えます。衰えた味細胞は、新陳代謝によって生まれ変わるのですが、亜鉛は味細胞の新陳代謝に関わっています。

そのため、亜鉛が不足していると、衰えた味細胞が生まれ変わることができず、味覚障害が起こるわけです。

味覚障害の原因としては、長期間にわたる医薬品の服用、糖尿病や肝臓、腎臓、うつ病などの疾患も挙げられますが、もしそれらに心当たりがなければ、亜鉛不足が起こっている可能性はきわめて高いといえます。

「おかしいな」と感じたら、**できるだけ早く医師に相談し、血液検査で血清亜鉛**（血液中の亜鉛）値を調べてみましょう。

日本臨床栄養学会では、血清亜鉛の基準値を80〜130μg／dℓ、60〜80μg／dℓを潜在性亜鉛欠乏、60μg／dℓ未満を亜鉛欠乏症と定めています。

なお、家庭でもできる味覚障害の簡単なチェック方法として、

・同じコップを3つ用意し、それぞれに200mℓ程度の水を入れ、うち一つに耳かき3杯分程度の食塩、うち一つに小さじ2／3程度の砂糖を入れる。
・よくかき混ぜ、目をつぶって置き場所を入れ替え、どのコップに何が入っているかわからないようにし、味がしないか、しょっぱいか、甘いかを判断する。

というものがあります。

気になる方は、まずそちらを試してみてもいいかもしれません。

食事や亜鉛製剤で亜鉛不足を解消し、若々しく健康な体になる

卵や木綿豆腐で、手軽に亜鉛を摂取する

亜鉛が不足している場合、それを解決する方法として、まず考えられるのは「亜鉛を多く含むものを食べること」でしょう。

亜鉛が摂取でき、かつ食べやすい食材としては、この章の冒頭でお話ししたように、**「卵」**が挙げられます。

また、**「木綿豆腐」**も優秀な食材です。

木綿豆腐1／2丁には、亜鉛が0・9㎎ほど含まれ、ほかにタンパク質、カルシウム、各種ビタミン、脂肪の代謝や脳の活性化を促すレシチン、活性酸素を抑制するサポニンなどを摂ることができます。

冷奴や湯豆腐であれば、さほど手間をかけずに食べることができますから、やはり木綿豆腐も常備されるといいでしょう。

亜鉛製剤で亜鉛を補充することもできる

しかし、中には「亜鉛の豊富な食材で、食べられるものがない」「食が細くて、あまりたくさん食べられない」という方もいらっしゃるのではないかと思います。

そのような場合、**亜鉛製剤で亜鉛不足を補う**ことも可能です。

私のクリニックでは、最初に問診や血液検査を行って、患者さんがテストステロン不足や亜鉛不足に陥っていないかを確認しています。

亜鉛が不足している方には、亜鉛を摂取・吸収しやすい食事のとりかたをアドバイスさせていただきますが、食事だけで亜鉛不足を解消するのは難しいと判断した場合には、亜鉛製剤による亜鉛補充療法を行います。

日本では2017年3月に初めて、亜鉛製剤（酢酸亜鉛水和物錠）が亜鉛不足の治療薬として承認され、保険が適用されるようになりました。

薬の服用量は、血清亜鉛値や症状によって変わりますが、1錠から2錠を一日1～2回の服用で、一か月当たりの薬の料金は2500円から5000円程度です。

海外では酢酸亜鉛水和物以外にアミノ酸亜鉛製剤が使用されている国もあります。

今後、日本でも新たな亜鉛製剤が承認され、処方する際の選択肢が広がることを期待しています。

ほかには、**サプリメントを利用して亜鉛不足を改善する**方法もあります。

それについては、第4章で詳しくお話ししましょう。

第3章

70歳からの「心と体に効く」ホルモンの話

70歳からは、ホルモン不足が体の不調を引き起こす

決して放置してはいけない、病気とはいえないまでの数々の不調

この章では、70歳からの人生を健康に楽しく生きていくうえで、ホルモンがいかに重要か、不足しがちなホルモンを補うためにはどうしたらいいか、といったことについてお話しします。

最初におうかがいします。

みなさん自身、もしくはご家族やお知り合いの中に、以下のような症状を抱えている方はいらっしゃいませんか？

- **見た目が急に老け込んできた**
- **何に対しても興味が持てず、やる気が起こらない**

・判断力が低下した
・物忘れがひどくなった
・外出する気になれず、引きこもり状態になっている
・昔は簡単にできたことが、できなくなった
・イライラや不安感に襲われやすい
・疲れがなかなか取れず、だるい
・よく眠れない
・肩や腰などが痛い
・性欲がない

心当たりがある人は、おそらくたくさんいるでしょうし、「歳をとればよくあることだ」と思っているかもしれません。

しかし、これらを「加齢のせい」と軽く考え、放置してはいけません。

最新の研究により、高齢者の心身に生じる病気とはいえないまでの数々の不調が、特定のホルモンの不足によって起こることがわかってきました。

そして、こうした不調をただの老化と考え、適切な治療を行わずにいると、健康状態がどんどん悪化し、あっという間に寝たきりになってしまうこともあるのです。

70歳以上のすべての人にとって、テストステロンは「長生きホルモン」

ホルモンとは、体内で分泌される化学物質であり、私たちの体内では、現在わかっているだけでも、100種類以上のホルモンまたはホルモン様のものが分泌されています。

ホルモンは、脳下垂体《のうかすいたい》や甲状腺《こうじょうせん》をはじめとする「内分泌腺《ないぶんぴつせん》」で作られ、血液などによって全身に運ばれます。

一つひとつのホルモンの分泌量はごくわずかですが、それぞれが決まった役割を果たすことで、体の機能が正常に保たれています。

子どもの身長が伸びるのも、血圧が上がったり下がったりするのも、体温や血糖値などが一定に保たれるのも、夜になると眠くなるのも、女性であれば定期的に生理が訪れるのも、すべて何らかのホルモンが関係しており、ホルモンによってコントロールされています。

中でも、70歳以上の人にとって非常に重要なホルモンの一つが「テストステロン」です。

テストステロンは「男性ホルモンの一種」として語られることが多く、「性欲を高める」「異性を惹《ひ》きつける」といった働きばかりが注目されがちです。

そのため、もしかしたら、「私には関係ない」と思ってしまう女性もいらっしゃるかもしれません。

しかし、テストステロンには、

・意欲や集中力、記憶力、判断力などを高める
・骨や筋肉を丈夫にする
・皮下脂肪や内臓脂肪をつきにくくする
・血管の柔軟性を保つ

といった働きがあり、私たちの体をさまざまな病気やけがから守ってくれています。**特に70歳以上の人は、こうしたテストステロンの働きがなければ、心身の健康を維持することが難しくなります。**

テストステロンは、「長生きホルモン」といっても過言ではないのです。

そして、男性の体内にも女性ホルモン（エストロゲンなど）が、女性の体内にも男性ホルモン（テストステロンなど）が分泌されています。

しかも、若いうちは、男性の体内では男性ホルモンが、女性の体内では女性ホルモンが優位ですが、**閉経によって女性ホルモンの分泌が急激に減少すると、女性もテストステロンの影響をより強く受ける**ようになります。

最近の研究では、年配になると、テストステロンの分泌量が増えるとの報告もあり、65歳ごろになると、男女のテストステロンの分泌量はあまり変わらなくなるともいわれています。

骨や筋肉を丈夫にし、血管を柔らかく保ち、肥満を防いでくれるテストステロン

では、テストステロンがなぜ「長生きホルモン」といえるのか、もう少し詳しくお話ししましょう。

すでにお伝えしたように、テストステロンには、「骨を発達させて強くする」「タンパク質から筋肉を作り、増強する」といった働きがあり、骨折しにくく疲れにくい体をつくってくれます。

また、テストステロンには、血管を柔らかく保つ働きもあります。

テストステロンは体内で、窒素と酸素からなる酸化窒素という化合物の生成を促します。

この酸化窒素が血管の平滑筋《へいかつきん》を緩《ゆる》め、血管の柔軟性が保たれるのです。

さらにテストステロンには、体内の余計なカロリーを、皮膚脂肪や内臓脂肪などの「白色脂肪細胞」ではなく、分解されやすく、どんどん燃焼して、筋肉が活動する際のエネルギー源となる「褐色脂肪細胞」に変換するという働きもあります。

このテストステロンの働きは、メタボリックシンドロームの予防や改善につながります。

メタボリックシンドロームとは、「内臓脂肪型の肥満が原因で、脂質異常や高血糖、高血圧などになっている状態」のことであり、テストステロンが活発に働いていれば、内臓脂肪がつきにくくなるからです。

実際、前立腺がんを患った患者さんに抗男性ホルモン療法を行い、体内のテストステロンを除去したところ、**メタボリックシンドロームになったという症例**が数多くありますし、メタボリックシンドロームの患者さんの血液を調べると、重症な人ほど、血液中のテストステロンの値が低いという研究事例もあります。

ちなみに、皮下脂肪や内臓脂肪が体にたまり、肥大化すると、

・慢性炎症を引き起こし、がんや糖尿病などの原因ともなる「IL－6」
・血栓を溶けにくくする「PAI－1」

・血糖値を上げる「TNF－α」

といった悪玉ホルモンを分泌し、がんや循環器疾患《しっかん》、糖尿病などのリスクを高めるともいわれています。

テストステロンは「幸せホルモン」の分泌を促し、元気な心をつくる

テストステロンは、脳に働きかけ、「心」にも大きな影響を与えます。

たとえばテストステロンには、意欲や行動力、競争心を高める作用があります。

これは、テストステロンが、脳の中枢《ちゅうすう》神経を刺激し、「ドーパミン」を分泌させるからです。

ドーパミンは、欲求が満たされたり、何らかの挑戦を行ったりしたときに分泌され

る神経伝達物質で、快感や喜びを増幅させ、やる気を起こさせ、行動力や競争心を高める働きがあります。

一方、ドーパミンには、テストステロンの分泌を高める作用もあります。

つまり、テストステロンが十分に分泌されていると、ドーパミンの分泌が促されて意欲や行動力、競争心が高まり、それを受けて活発に行動すると、さらにドーパミンが分泌され、テストステロンの分泌量が増えるという、良い循環が生まれるのです。

ほかにもテストステロンには、「セロトニンの生成に関与している」「アセチルコリンを増やす」という特徴があります。

セロトニンとは、必須アミノ酸のトリプトファンを原料として作られる神経伝達物質の一つで、生体リズム、睡眠、体温、神経内分泌の調整などに関与しています。

「幸せホルモン」とも呼ばれるセロトニンには、神経を興奮させるノルアドレナリンや、快感や喜びを増幅させるドーパミンの働きを制御し、自律神経のバランスを整える作用があり、感情や気分をコントロールして、精神を安定させます。

一方、アセチルコリンも、やはり神経伝達物質の一つであり、記憶の形成や強化に関与すると考えられています。

つまりテストステロンは、精神の安定や記憶力の維持などにも役立っているのです。

ほかにも、テストステロンには、次のような働きがあります。

・骨髄《こつずい》で血液を作る
・栄養・代謝物質の運搬などを行う血清《けっせい》アルブミンを生成させる
・赤血球の産生を促進するエリスロポエチンを刺激する
・体内で昼夜を感知する「体内時計」の機能を維持する

このようにテストステロンは、心身の健康の維持に大きく関わっているのです。

ホルモンの減少が、フレイルや認知症を招くこともある

テストステロンの分泌量は、年齢を重ねるほどに減少する

ところが、テストステロンは、一生のうちで分泌量が変化し、年齢を重ねれば重ねるほど分泌量が減っていきます。

次ページの図のように、一般的に、男性も女性も、第二次性徴期にテストステロンの分泌量が増え、10代後半から20代前半にピークを迎えますが、その後、加齢とともに緩やかに減少してしまうのです。

また、テストステロンの分泌量は食生活や生活環境などにも左右されます。

テストステロンが増えないような生活をしていると、**早ければ40代でテストステロンが激減する**こともあります。

そして、テストステロンの分泌量が減ると、心身にはさまざまな影響があらわれます。

最初のうちは「やる気が起こらない」「外出する気になれない」「判断力や記憶力が低下する」「イライラする」「疲れやすい」「見た目が老け込んでくる」「よく眠れない」といった、病気とはいえないまでの不調でも、放置しておくとどんどん症状が悪化し、取り返しのつかないことにもなりかねません。

遊離テストステロンの分泌量の変化

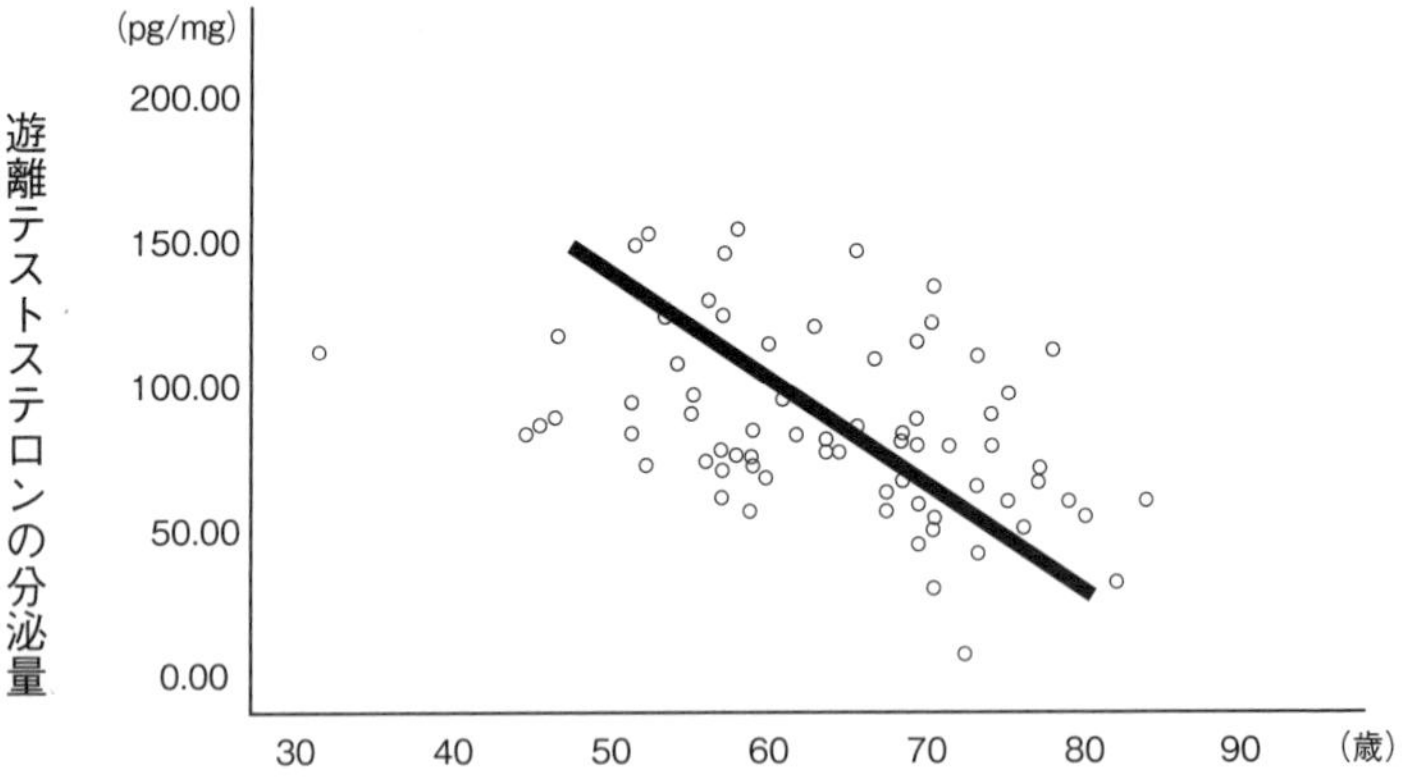

出典：帝京大学病院資料

郵便はがき

105-0003

切手を
お貼りください

（受取人）
東京都港区西新橋2-23-1
3東洋海事ビル
(株)アスコム

老化を「栄養」で食い止める
70歳からの栄養学

読者　係

本書をお買いあげ頂き、誠にありがとうございました。お手数ですが、今後の出版の参考のため各項目にご記入のうえ、弊社までご返送ください。

お名前	男・女	才
ご住所　〒		
Tel	E-mail	
この本の満足度は何％ですか？		％
今後、著者や新刊に関する情報、新企画へのアンケート、セミナーのご案内などを郵送またはE-mailにて送付させていただいてもよろしいでしょうか？ □はい　□いいえ		

返送いただいた方の中から**抽選で3名**の方に
図書カード3000円分をプレゼントさせていただきます。

当選の発表はプレゼント商品の発送をもって代えさせていただきます。
※ご記入いただいた個人情報はプレゼントの発送以外に利用することはありません。
※本書へのご意見・ご感想およびその要旨に関しては、本書の広告などに文面を掲載させていただく場合がございます。

●本書へのご意見・ご感想をお聞かせください。

ご協力ありがとうございました。

テストステロン不足は、骨や筋肉を弱らせ、フレイルや要介護につながることもある

テストステロン不足によって引き起こされる深刻な症状としては、「サルコペニア」や「ロコモティブシンドローム」、「骨粗しょう症」などが挙げられます。

サルコペニアとは「加齢に伴い、筋力や身体機能が低下している状態」のこと、ロコモティブシンドロームは2007年、日本整形外科学会によって新たに提唱された概念で、**「運動器の障害により要介護になるリスクの高い状態」**のことです。

筋肉を丈夫にする役割を持つテストステロンが不足すると、これらの状態に陥りやすくなるといえます。

また骨粗しょう症とは、「骨の量が減って（骨密度が低下して）もろくなり、骨折

を起こしやすくなる状態」のことです。

骨は日々メンテナンスされ、古くなった骨を溶かし壊す作業（骨吸収）と、そこに新たな骨を作る作業（骨形成）が繰り返されているのですが、そのバランスが崩れ、骨形成が骨吸収に追いつかなくなると、骨がスカスカになり、もろくなるのです。

骨粗しょう症の原因としては、カルシウムやマグネシウム、ビタミンDなどの不足、糖尿病などの代謝性疾患などが挙げられますが、ホルモンバランスの乱れも骨粗しょう症の大きな原因の一つです。

更年期前の女性の体内では、女性ホルモンのエストロゲンが、骨吸収を抑制する働きをしています。

女性は妊娠中や授乳期などに、大量のカルシウムを必要とします。

そのため、エストロゲンは、骨吸収の速度を緩やかにし、骨からカルシウムが溶け出すのを抑えているのですが、閉経によりエストロゲンの分泌量が減ると、テストステロンなどが代わりを務めます。

しかし、**加齢などによりテストステロンまで不足**してしまうと、骨吸収の速度を抑制するものがなくなります。

その結果、**骨密度が急激に低下し、骨粗しょう症**になってしまうのです。

現在の骨粗しょう症の判定基準によると、50歳以上の女性の約24％が骨粗しょう症になるといわれています。

ちなみに最近では、テストステロン不足による、男性の骨粗しょう症も増えています。

テストステロン不足で筋力が落ちたり、骨粗しょう症になったりすると、疲れやすくなって動くのがおっくうになり、骨も折れやすくなります。

骨折して動けなくなったり、意欲の低下などにより、外出したり体を動かしたりする機会が減ったりすると、テストステロンの分泌量はますます低下し、刺激を受けなくなった骨や筋肉は、ますます弱っていきます。

そして、フレイル状態から要介護状態になってしまうおそれも十分にあるのです。

動脈硬化や脳出血、心筋梗塞などのリスクも高まるテストステロン不足

血管を柔らかく保つ働きのあるテストステロンの分泌量が低下すると、動脈の血管の壁が厚く硬くなる「動脈硬化《こうか》」も起こりやすくなります。

動脈は、「全身に血液を送る」という、とても重要な働きをしていますが、その際、血管の壁には大きな圧力（血圧）がかかります。

特に、老廃物や脂質などがたまって血管が詰まり気味になっていたり、血液が汚れ

ていたりすると、血圧はよけいに高くなります。

大きな圧力がかかり続けると、血管は壁を厚くして、破れるのを防ごうとします。しかし血管の壁が厚くなると、ますます血液の通り道が狭くなり、血圧は高くなります。

こうして血管の壁はどんどん厚く、硬くなってしまうのです。

さらに、テストステロンの働きが低下することで、年齢を重ねると、より動脈硬化が起こりやすくなります。

動脈硬化が起こると、血管は柔軟性や弾力性を失い、ちょっとしたことで傷ついたり破れたりしやすくなり、血流も悪くなるため、さまざまな病気を引き起こします。

たとえば、脳の血管が硬くなって血流が滞ると、脳出血や脳梗塞が起こりやすくなり、心臓に酸素や栄養分を運んでいる冠《かん》動脈が硬くなると、狭心症や心筋梗塞が起こりやすくなります。

ちなみに、動脈硬化の影響は細い動脈からあらわれると考えられています。

そして、心臓の冠動脈は直径約3～4㎜、脳につながる内頸《ないけい》動脈は約5～6㎜ですが、男性の動脈で一番細いのは陰茎《いんけい》動脈で、直径約1～2㎜です。

陰茎動脈に動脈硬化が起きるとED（勃起不全）症状があらわれるため、EDは心血管障害の重要な予測因子であるといえます。

また、動脈硬化が起こると、血栓《けっせん》もできやすくなります。

血栓とは、血液中の血小板が固まったものです。

血小板には、傷ができたときなどに血を固め、出血を抑える働きがあり、血管内に傷ができたときにも、そこにかさぶた状のものを作り、傷をふさぎます。

それが何度も繰り返されると、血栓ができるのです。

硬くなった血管は傷つきやすいため、血栓ができるリスクがどうしても高くなります。

血管が血栓によってふさがれると、そこから先に血液が流れなくなり、酸素や栄養分が送られなくなるため、やはり脳梗塞や心筋梗塞などが起こりやすくなってしまいます。

テストステロン不足が引き起こす「認知症」「老人性うつ」

テストステロンの分泌量の低下は、認知症や老人性うつなど、脳、そして心の病気にもつながります。

たとえば、みなさんは、**「若いころ、バリバリ働いていた男性が、定年退職したのを機に認知症になってしまった」、あるいは「うつ状態になってしまった」**というケースを見聞きしたことはありませんか？

あとで詳しく述べますが、テストステロンは「社会性ホルモン」とも呼ばれ、大きな判断を任されるようなポジションにいたり、競争などにさらされていたりすると、分泌量はどんどん増えていきます。

そして、テストステロンが増えれば、その分活発に行動するようになり、成果が上がることで、さらにテストステロンが増すといった良い循環が生まれます。

ところが、**仕事一筋で生きてきた人が退職すると、テストステロンの分泌量が急激に減少する**ことがあります。

加齢によるテストステロン不足に加え、それまでテストステロンの分泌を促していた「仕事」という生きがいや「会社」という居場所、周りからの承認を失ってしまうからです。

テストステロンの分泌量が低下すると、今度は、意欲や行動力が低下し、次第に体を動かしたり外出したりすることが少なくなり、さらにテストステロンの分泌量が低下するという悪循環が生まれます。

この悪循環にはまり、「朝から夜まで家でテレビなどを眺めながら、一日中ぼんやりと過ごす」といった生活を送るようになってしまうと大変です。

筋肉と同様、脳も使わなければどんどん退化しますから、認知症を発症しやすくなってしまうのです。

なお、認知症には、「アミロイドβ」などの異常タンパク質が脳内に蓄積して起こる「アルツハイマー型認知症」や、脳梗塞や脳出血などが原因で起こる「血管性認知症」など、さまざまな種類がありますが、動脈硬化は血管性認知症のリスクを高めますし、「内臓脂肪は、アミロイドβを脳に蓄積させる悪玉物質を分泌している」「血糖値を下げるインスリンには、アミロイドβを分解する作用もあり、糖尿病の人はアルツハイマー型認知症のリスクが高まる」と考えられています。

テストステロンと動脈硬化、内臓脂肪、糖尿病の関係についてはすでにお伝えしましたが、そもそもテストステロンには、アミロイドβの蓄積を防ぐ働きがあるともいわれています。

テストステロンと認知症には、深い関わりがあるのです。

また、すでにお話ししたように、テストステロンは、感情や気分をコントロールして精神を安定させる幸せホルモン「セロトニン」や、記憶の形成や強化に関与する「アセチルコリン」の生成・分泌に関わっています。

テストステロンが不足し、セロトニンの生成が妨げられると、ストレスがうまく解消できなくなったり、うつになったり、睡眠障害が起こったりしやすくなり、アセチルコリンの分泌量が減ると、記憶力や認知能力が低下し、認知症の原因となります。

このように、さまざまな病気と深い関わりのあるテストステロンですが、テストステロン不足が、こうした病気の引き金になるということは、まだあまり知られていません。

そのため、誤った治療や遠回りの治療を受けてしまい、いたずらに症状を悪化させてしまうというケースも少なくありません。

食事療法だけでなく、病院でホルモンを補充する方法もある

注射による男性ホルモン補充は、安価で痛みが少なく、効果も高い

心身の不調や病気を遠ざけ、70歳からの人生を健康に楽しく生きていくためには、長生きホルモン・テストステロンが必要不可欠だということは、おそらくおわかりいただけたのではないかと思います。

しかし、すでにお伝えしたように、何もせずに放っておいたら、テストステロンの分泌量は年齢を重ねるたびに、どんどん減っていきます。

テストステロンの分泌量を上げるためには、まず食事で栄養を摂ること。

特にタンパク質や亜鉛などは、テストステロンの生成に大きく関わっていると考えられているため、すでにお伝えしたように、日々の食事に卵などをプラスすることに

よって、これらの栄養素を摂るようにしてください。

ほかに、みなさんにおすすめしたいのが、薬によってテストステロンを補充するという方法です。

中でも、保険が適用され、効果が高い一方で副作用が少ないのは、筋肉注射による補充です。


「ホルモンを注射で補充する」というと、「体に害があるんじゃないか」「痛いんじゃないか」と不安を抱く方もいらっしゃるかもしれませんが、テストステロンはもともと体内で分泌されているものです。

加齢やストレスなどにより減りすぎてしまったのを、体が正常に機能するのに必要な分だけ補充するわけですから、ほとんど問題はないと言っていいでしょう。

ただ、注射の副作用として、多血症やニキビ、まれに肝機能障害が起きたり、睡眠時無呼吸症候群の症状が悪化したりすることがあるため、常に体の状態に気を配り、医師と相談しながら治療を進める必要があります。

また、前立腺がん腫瘍《しゅよう》マーカーのPSA値が一定値以上の方は、前立腺がんを進行させるおそれがあるため、現在の規定ではテストステロンを補充することができません。

なお、注射は左右の腕や臀部《でんぶ》に打ち、痛みはほとんどありません。

注射の成分はテストステロンそのものではなく、同じ組成の分子構造で化学的に作られたものですが、ホルモンは脂溶性で、打った瞬間に体内で拡散することがないため、水溶性のインフルエンザワクチンなどと違って痛みが少ないのです。

注射の頻度は2～4週間に一度、期間はだいたい半年以上で、数年かかることもあります。

保険が適用されるため、注射自体の料金は一回当たり750円程度です。

テストステロンを補充する方法としては、保険適用外ですが、「グローミン」など、クリームタイプの塗り薬もあります。

こちらは一日に1〜2回塗付《とふ》するというもので、「グローミン」は薬局やインターネットでも購入することができ、価格は一本4000円程度です。

最近では、日本メンズヘルス医学会と「1UP学会」がタイアップして、テストステロンゲル剤の「1UPフォーミュラ」という外用薬も開発され、テストステロン治療認定医が処方できます。

さらに、飲み薬によってテストステロンを補充する方法もあります。

こちらは保険が適用されますが、副作用として、重い肝機能障害が出るおそれもあり、あまり使われていません。


テストステロン補充療法は非常に効果が高く、日本ではまだそれほど普及していないのがもったいないと思うほどです。

比較的症状の軽い患者さんであれば、4〜5回の注射で、テストステロンの量が増加し、元気を取り戻します。

テストステロン補充療法を受けられた患者さんの実例を144～146ページに書いておきますので、ぜひ参考になさってみてください。

漢方薬で体全体のバランスを整え、テストステロンの生成と分泌を促す

ちなみに、私のクリニックでは、新規の患者さんがいらっしゃったときには、テストステロンがもっとも盛んに分泌される午前11時前後に、テストステロンの分泌量の測定や問診を行い、テストステロン不足に陥っていないかを判断します。

その結果、テストステロンが不足しているとわかった場合は、テストステロンを補充するとともに、状況に応じて漢方薬の処方を行っています。

私がテストステロンの補充と並行して漢方薬を処方するのは、西洋医学と東洋医学の両方を併用することで、より良い治療が行えると考えているからです。

よく、「西洋医学は対症療法的であり、東洋医学は、病気や体の不調の原因自体に目を向け、改善する」といわれます。

私にとって西洋医学というのは、「体を一つの機械、各臓器や部位を機械の部品のようにとらえ、部品に不具合があれば修理する」というイメージです。心臓に不具合があれば心臓に、胃に不具合があれば胃に直接働きかけて、病気やけがを治したり、命を救ったりする医学です。

一方、東洋医学は、**「体を一つの小宇宙と考え、体のどこかに不具合があれば、体全体のバランスが崩れているのだと考える」**というイメージです。具合の悪い臓器や部位のみに注目するのではなく、体全体のバランスを整え、体に本来備わっている自然治癒《ちゆ》力を高めることで病気を治す医学です。

「なんとなく体の調子が悪い」「病院に行っても原因がわからず、治療のしようがない」といったとき、東洋医学は特に効果を発揮します。

患者さんにテストステロンなどを直接補充し、まずは意欲や体力などを取り戻していただく西洋医学的・応急処置的なアプローチはもちろん必要ですが、全身のバランスを整え、人間にもともと備わっている「テストステロンを作り、分泌する機能」が正常に働くようにすることも大事です。

それには、東洋医学（漢方薬）の力を借りるのが一番なのです。

70歳からは、友人、近所付き合いを大切にすると寿命が延びる

定期的に人と会うことが、テストステロンの低下を防ぐ

70歳以上の人にとって、薬によるテストステロンの補充と同様に大事なのが、テストステロンの分泌が高まるような生活を送ることです。

私は、定年を迎えた男性や育児を終えた女性など、それまでの社会的な役割が一段落した人には、**「定期的に人と会うような場に参加すること」**をおすすめしています。同じ趣味を持つ人同士のサークルや、カルチャーセンターなど、楽しく集える場所であれば、どこでもかまいません。

テストステロンは、「社会性のホルモン」といわれることもあり、「友人や家族、会社の同僚から認められている」と実感できている人、「自分はここに所属している」と思えるコミュニティがある人、会社やサークルなどでリーダー的な立場にある

人などは、テストステロン値が高い傾向にあるといえます。

「社会の一員として生きている」という意識を持ち続けることで、テストステロンが分泌されるのです。

居心地のいい場所で、何かしらの目標を定めて努力すること、仲間たちと楽しく食事をすること。

それが、テストステロン不足の予防につながります。

その集まりの中で、リーダーや会計係など、何らかの役割を担うことができれば、なおいいでしょう。

あるいは、ボランティア活動に参加するのもいいかもしれません。

「自分が社会に貢献している」「人から頼りにされている」「自分が必要とされている」と感じることで、テストステロンの値が高まるといわれています。

外に出られなくても、外見に気を遣うことが大事

しかし、COVID－19のような感染症が流行っているときや、病気やけがで体調が悪いときなど、なかなか外に出られないこともあるでしょう。

そのような場合は、せめて外見だけでも気を遣うようにしてください。

「外見に気を遣っているかどうか」「若々しく見えるかどうか」は、健康の度合いや体内のテストステロンの状態を推し量るバロメーターになります。

テストステロンが十分に足りていると、男性でも女性でも、エネルギッシュで健康的で若々しく見えるからです。

社会との関わりが薄くなったり、加齢や心身の不調などによって外出の機会が減ったりすると、テストステロンが減少します。

すると、ますます心身の調子が悪くなって、意欲が低下し、「どうせ誰にも会わないから」と外見に気を遣うのもおっくうになります。

そしてさらに外に出たり人に会ったりする気持ちが薄れ、テストステロンが減少する……という悪循環が起こってしまいます。

「形から入る」ことは、とても大事です。

髪を切る、好きな服を着る、スキンケアをする、メイクをするなど、外見に気を遣うようになると、自然と心が高揚し、出かけたくなったり人に会いたくなったりしますし、それだけでテストステロンの分泌量が高まるはずです。

未知の扉を開き続けることで、健康寿命は延びる

「未知の世界の扉を開くこと」も大事です。

テストステロンには、冒険心や新しいことへの挑戦を促す作用があり、冒険や挑戦をすることは、テストステロンを増やしてくれます。

冒険や挑戦、未知の世界といっても、いきなり自転車で日本一周の旅に出たり、一念発起して起業したり……といったことをする必要はありません。

少しやる気を出すだけでできること、「新しい趣味を始めてみる」程度のことで十分です。

たとえば、今までまったく料理をしたことのない男性なら、料理を習い始めてみるのもいいでしょう。

朝、少し早起きして、近所を散歩してみるのもいいかもしれません。新しいことを始めれば、必ず新たな発見があり、今まで知り合うことのなかった人と知り合うことができます。

なお、更年期以降になると、しばしば、男性の体内では男性ホルモンよりも女性ホルモンが優位になり、**女性の体内では女性ホルモンよりも男性ホルモンが優位**になるという逆転現象が起こります。

そのせいか、更年期以降の女性は強く活発になる傾向があり、男性は逆におとなしくなる傾向があります。

妻は、友達と元気にサークル活動を楽しんだり、旅行に行ったりしているのに、夫は定年退職後、新しいことを始めようとせず、家に閉じこもってばかりいる。

そんなご夫婦は少なくありません。

ただ、再三お伝えしてきたように、引きこもること、社会との関わりが薄れることは、テストステロン不足を招きます。

まずは小さな目標を立て、最初の一歩を踏み出してみましょう。

そうすれば、好奇心が刺激されて、世界がどんどん広がり、やる気と興奮に満ちた楽しい生活を送ることができるはずです。

適度な運動こそ、テストステロンを高める一番の方法

「適度な運動をすること」もおすすめです。

適度な運動はストレス発散にもなりますし、筋肉を動かすことは筋力の低下も防いでくれます。

また、適度な運動によって骨に負荷をかけると、カルシウムが骨に沈着しやすくなり、骨粗しょう症のリスクも軽減されます。

そして何より、体を動かすことで、テストステロンも高まるのです。

テストステロンは筋肉でも合成されます。

適度な筋肉トレーニングやスポーツを行い、筋肉に刺激を与えることで、テストステロンの合成や分泌を促すことができるわけです。

そしてテストステロンが多く分泌されれば、意欲がわいて、ますます体を動かすのが楽しくなるという好循環が生まれます。

ただし、過度な運動をすると、体に負担がかかります。

「体を動かさなければ」「運動をしなければ」という気持ちが、ストレスになってしまう人もいるでしょう。

ですから、**「毎日、少し坂の多い道を散歩してみる」**「近所のプールで軽く泳ぐ」など、無理なくできる範囲のこと、好きで続けられることから、まずは始めてみてください。

勝負をすること、勝負を観ることで、テストステロンの分泌が促される

なお、スポーツやギャンブル、ゲームなどで「勝負」をすることにも、テストステロンの分泌を促す効果があります。

勝負ごとに挑むとき、脳内ではドーパミンという神経伝達物質が分泌されます。ドーパミンには、気持ちよさや喜びを感じさせ、やる気を起こさせ、行動力を高める働きがあり、欲求が満たされたり、何らかの挑戦を行ったりすると、脳の中枢神経が刺激されて分泌されるのですが、テストステロンは、このドーパミンの分泌を促します。

それと同時に、ドーパミン自体も、テストステロンの分泌を高めてくれるのです。

そのため、勝負に挑んだり、勝負に勝ったりすると、テストステロンがどんどん分泌されるわけです。

ですから、たとえば野球、サッカー、バレーボール、テニス、競技ダンスなど、勝ち負けを争うスポーツをすることで、テストステロンの分泌はより高まります。

しかし、みなさんの中には、「そうしたスポーツをするのは、体力的に厳しい」という方もいらっしゃるでしょう。

そのような方におすすめしたいのが、スポーツ観戦です。

おそらくみなさんも、オリンピックやワールドカップなどを観ながら、勝負の行方に一喜一憂したことがあるのではないでしょうか。

人間を含む霊長類や鳥類の脳には「ミラーニューロン」という神経細胞があるといわれています。

この神経細胞は、ほかの個体が行動するのを見たときでも、自分が同じ行動をしたときと同様に反応します。

つまり私たちの脳は、ほかの人の行動や体験を、まるで自分のものであるかのように感じることができるのです。

ですから、スポーツ選手が勝負に挑んでいるのを観るだけでも、さも自分が戦っているかのような気持ちになれますし、それによってテストステロンの分泌が高まるわけです。

勝負がはっきりつく競技であれば、種目は何でもかまいませんが、応援する選手やチームをあらかじめ決めておくことで、より感情移入して試合を観られるはずです。

テストステロン補充療法や亜鉛補充療法を受けられた患者さんの実例

Aさんの場合

最初にクリニックに来られたとき、Aさんは66歳でした。

数か月前から倦怠感、意欲や気力の低下、ほてり、発汗、筋力の低下、不眠、勃起障害などが始まり、症状は徐々に悪化、仕事にも影響が出て勤務を休みがちになったそうです。

当時の基準では、8・5pg／㎖以下だと治療が必要とされていた遊離テストステロン値が6・8pg／㎖、60㎍／㎗未満だと亜鉛不足とみなされる血清亜鉛値が51㎍／㎗と、いずれも不足していましたが、テストステロン補充療法と亜鉛補充療法を行った結果、4か月後には、遊離テストステロン値が9・1pg／㎖、血清亜鉛値が82㎍／㎗にまで回復し、仕事にも出られるようになりました。

Bさんの場合

最初にクリニックに来られたとき、Bさんは76歳でした。

最初の時点では、遊離テストステロン値が5・1pg／㎖、血清亜鉛値が74㎍／㎗でしたが、テストステロン補充療法を行いつつ、精神を安定させる作用のある漢方薬「半夏厚朴湯」を処方した結果、約1年後には、遊離テストステロン値が12・8pg／㎖、血清亜鉛値が92㎍／㎗にまで回復し、症状も改善されました。

Cさんの場合

最初にクリニックに来られたとき、Cさんは63歳でした。

50代のころから倦怠感、勃起障害などが始まったといい、最初の時点では、遊離テストステロン値が4・9pg／㎖、血清亜鉛値が69㎍／㎗でした。

また、テストステロンの原料となるコレステロールの値も低かったため、良質なタンパク質の摂取を図りながら、テストステロン補充療法と亜鉛補充療法を開始しました。

Cさんには糖尿病という持病もありましたが、すでにお話ししたように、テストステロンには「内臓脂肪をつきにくくする」、亜鉛には「インスリンの生成や働きを助け、糖代謝を促す」という働きがあります。

この方は治療開始後の再検査をまだ行っていませんが、テストステロン補充療法と亜鉛補充療法は、糖尿病の治療にも効果があり、HbA1cの値（糖尿病の診断基準となる、ヘモグロビンA1c）も下がることが期待できます。

第4章

医師が推薦！
70歳からのサプリメント活用術

The best physical condition

私が毎日摂っている主なサプリメント

私が毎日摂っている主なサプリメントをご紹介します。

①〜④は有限会社ライフコレクション「フードネイチャー無精製栄養素」の商品、⑤はアスタリール株式会社の商品です。

❶マルチビタミンミネラル

（ビタミンB群、C、D、亜鉛、カルシウム、マグネシウムなど）

❷カル・マグD＋セサミン

（カルシウム、マグネシウム、ビタミンD、セサミンなど）

❸Cコンプレックス＆
OPCポリフェノール＋レスベラトロール＆ビルベリー
（レスベラトロール、ビタミンCなど）

❹植物由来乳酸菌SNK　8000億
（乳酸菌）

❺アスタリールACT
（アスタキサンチン）

血液検査で、あなたに必要なサプリメントを見つけよう

ほかの人に効くサプリメントが、必ずしも自分に効くとは限らない

これまで、日々の食事に卵などをプラスして亜鉛やタンパク質などの栄養素を少しでも多く摂ること、そうした食事などによって長生きホルモン・テストステロンの分泌を促すことが、70歳からの人生を健康に楽しく生きるうえでいかに大切かをお話ししてきました。

しかし、必要な栄養素を食事だけで摂るのは、現代社会では困難です。

特に、年齢を重ね、内臓の働きが低下すると、どうしても栄養を吸収する力が低下します。

そこでおすすめしたいのが、サプリメントです。

サプリメントによって、食事では摂りきれない栄養素を効率的に補充するのは、体内を健康に整えるうえで非常に重要なのです。

ただ、むやみにサプリメントを飲めばいいというわけではありません。正しく科学的に飲んでこそ、サプリメントは効果を発揮します。

ここで、みなさんにお尋ねします。

みなさんはふだん、何らかのサプリメントを飲んでいますか?

そのサプリメントを飲もうと思ったのは、なぜですか?

おそらく多くの方が、「飲んだほうがいいとは思っているけれど、何を飲んだらいいかわからない」「家族や友人にすすめられたもの、テレビCMやネットなどで見て良さそうだと思ったものを飲んでいる」とお答えになったのではないでしょうか。

日本では近年、サプリメント市場が順調に拡大しており、市場規模が1兆円に達したそうです。

しかし、残念ながら、「自分にどの栄養素が足りていないか」「どの栄養素が必要か」を把握し、正しくサプリメントを摂取している人は、それほど多くはありません。

2020年12月に、約1万人を対象に行われた「サプリメントの利用に関するアンケート調査（第9回）」（マイボイスコム）によると、「あなたは、現在サプリメントを利用していますか？」という問いに対し、38・8％の人が「現在利用している」と答えています。

一方で、サプリメントに関する情報源を尋ねる問いに対し、もっとも多かった答えは「テレビ番組・CM」（25・4％）、次いで「メーカーや店舗のホームページ」（24・6％）、「サプリメントや健康食品、健康に関する情報サイト」（15・6％）、「家族や友人」（14・9％）でした。

また、サプリメント選定時の重視点を尋ねる問いに対し、もっとも多かった答えは「効果・効能」（68・7％）、「価格」（51・2％）で、「医師のすすめ、アドバイス」と答えた人は、わずか2・8％でした。


人の体はそれぞれ異なります。

ほかの人に効くサプリメントが、必ずしも自分に効くとは限りません。

ほかの人には必要な栄養素でも、あなたには十分足りていて、サプリメントで摂っても意味がなかったり、摂りすぎになってしまったりすることもあるのです。

サプリメントを利用する際には、まず自分に必要な栄養素を正確に知る

サプリメントを利用するうえで大事なのは、まず、「自分にはどのような栄養素が必要か」を把握することです。

近年、「サプリメント外来」を開設する病院が、徐々に増えつつあります。

サプリメント外来では、数か月おきに血液検査や尿検査などを行って、医師が患者さんの栄養状態を解析し、どのような栄養素を補う必要があるかを判断します。

これまで、「テレビや雑誌、本で、健康にいいと紹介されていたから」「この症状にはこのサプリがいいと聞いたから」「友だちにすすめられたから」といったあいまいな理由でサプリメントを選んでいた人や、「サプリメントを利用したいけれど、何を飲んだらいいかわからない」という人は、**できればサプリメント外来を利用し、まずはご自身の体の状態を正確に把握してみましょう**。

そうすれば、本当に必要なサプリメントを選ぶことができます。

職場や地域の健康診断の結果からも、栄養状態を知ることができる

ただ、サプリメント外来での栄養状態の解析《かいせき》には、毎回1～2万円程度の費用がかかります。

もう少しリーズナブルにサプリメントを利用したいという方は、職場やお住まいの地域の定期健康診断の結果通知表を見てください。

結果通知表にはたいてい、参考基準値でわかる主な病気が記されていますが、実際にはもっと多くのことがわかるのです。

たとえば、アルカリフォスファターゼ（ＡＬＰ）は、主に肝臓や骨に含まれる酵素です。

健康診断の結果でわかる栄養の状態

AST（GOT） ALT（GPT）	主に肝臓の機能を表し、通常はASTが31IU/ℓ、ALTが43IU/ℓ以下なら正常とされる。しかし、両方とも20IU/ℓより低く、かつASTがALTよりも多い場合は、タンパク質やビタミンB_6が不足している。特にALTが10IU/ℓ以下なら、重篤な不足。
LDH （乳酸脱水素酵素）	糖がエネルギーに変換されるときに働く酵素で、増加すると肝炎や悪性貧血、心筋梗塞が疑われる。正常値は200～400IU/ℓで、200IU/ℓでも問題はないが、基礎代謝が減少している可能性が大きいため、ビタミンB群を補給するとよい。
γ-GTP	通常はアルコール性肝障害の指標として用いられ、成人男性は50IU/ℓ以下、成人女性は32IU/ℓ以下が正常値とされる。しかし、飲酒量・頻度は変わらないのに数値が大きく下がった場合は、タンパク質やビタミンB群の不足、アミノ酸バランスの異常も考えられる。特に、一桁なら要注意。
ALP （アルカリフォスファターゼ）	ほとんどの臓器に含まれる亜鉛系の酵素で、正常値は38～113IU/ℓ。これを超えると、脂肪肝や肝炎といった肝臓の病気や、胆石、胆管がんなどが疑われる。逆に正常値以下なら、亜鉛やマグネシウム、ビタミンA、タンパク質が不足している。
TB（総ビリルビン）	赤血球中のヘモグロビンが分離してできる黄色色素で、正常値は1.2mg/dℓ以下。増加した場合は、肝臓の病気や胆石などが疑われるが、ストレスにより赤血球の膜が弱くなったときも増える。正常値の範囲内でも、以前より増加していたら、ストレスを解消すると同時に、抗酸化ビタミン（A、C、E）などを補給する。

TC （総コレステロール）	細胞膜の構成成分で、ステロイドホルモンやビタミンDの材料になる。正常値は130～220mg/dℓで、多すぎると動脈硬化など生活習慣病の原因になるが、少なすぎても不安神経症の原因や更年期障害の誘因になる。160mg/dℓ以下なら、タンパク質不足による栄養障害、免疫力低下の可能性がある。
TG（中性脂肪）	体内で余った糖質が脂肪に変化したもの。正常値は50～150mg/dℓで、数値が高いと肥満や脂肪肝、動脈硬化進行の原因になるため、ビタミンE、EPAなどを摂取する。50mℓ/dℓ以下の場合は、タンパク質不足の可能性がある。
UA（尿酸）	飲食物に含まれるプリン体が分解されるときに出るカスで、痛風の目安になる。正常値は、男性が3～7mg/dℓ、女性が2～7mg/dℓだが、範囲内でも、変化が大きいときには要注意。特に、2mg/dℓ以下なら、がんになる可能性が高くなるため、抗酸化物質や良質なタンパク質を補給する。
Cr（クレチアニン）	通常は腎機能障害の判定に用いられ、正常値は男性が0.65～1.09mg/dℓ、女性が0.46～0.82mg/dℓ。数値が高いと慢性腎炎や腎不全などが疑われる。クレチアニンの産生は筋肉の総量と比例しており、低いとメタボリックシンドローム予備軍の可能性があるため、適度な運動を行いつつ、良質なタンパク質を補給する。
好中球	増加したときは、ストレスなどによる交感神経の緊張を示す。白血球全体に占める割合が60%を超えたら要注意。70%以上なら交感神経過緊張状態なので、脳を活性酸素から守るため、抗酸化物質を積極に摂取する。

注：基準値は、検査施設によって、多少の違いがある。

そのため、血液中のALPの値は、通常は肝臓や胆嚢《たんのう》、十二指腸などの臓器に異常があるかどうかを判断する目安として利用されるのですが、実はこれは、亜鉛の量を判断する目安にもなります。

ALPは亜鉛を必要とする酵素であり、亜鉛が不足している状態だと値が低くなるからです。

ほかにも、健康診断の数値からは、病気の兆候だけでなく、さまざまな栄養素の状態を知ることができます。

157～158ページの表にまとめてありますので、ぜひ参考にしてみてください。

「お客様相談室」が設けられていないメーカーには要注意

なお、サプリメントを購入する際には、信頼できるメーカーのものを選ぶようにしてください。

亜鉛のサプリメントであれば、材料から亜鉛を抽出し、加工して作るのですが、その過程で、どうしても成分が壊れたり、失われたりしてしまいます。

亜鉛製剤のような医薬品は、第三者による審査が必要ですが、サプリメントはあくまでも「食品」として扱われるため、**メーカー側には、基本的にはできあがった製品に亜鉛の成分が入っているかどうかを調べる義務はありません**。

商品のラベルに書かれている含有量は、**原材料の亜鉛含有量**であることが多く、できあがった製品には亜鉛がまったく含まれていないこともあるのです。

もちろん、中には、第三者のチェックや自己チェックを行っている良心的なメーカーも存在しますが、その分コストがかかるため、価格も少し高くなりがちです。

これからみなさんがサプリメントを利用されるのであれば、商品のラベルやホームページを見て、もしくはお客様相談室に問い合わせをして、「GMP（Good

Manufacturing Practice）基準をクリアしているかどうか」を確認してみてください。

GMP基準とは**「医薬品及び医薬部外品の製造管理及び品質管理の基準」**のことであり、厳しい審査をクリアしているという証《あかし》になります。

そもそも、お客様相談室など、消費者用の相談窓口の連絡先が記載されていない場合は、良心的なメーカーではない可能性が高いので、おすすめできません。

原材料や栄養成分等が明確に表記されていること、余計な成分が含まれていないことも、もちろん大事です。

カルシウムやマグネシウムも、多くの日本人に不足している

私自身は、健康維持のために、主に以下のサプリメントを毎日摂っています。

・亜鉛
・カルシウム
・マグネシウム
・ビタミンD
・乳酸菌
・アスタキサンチン
・レスベラトロール

私がこれらのサプリメントを摂っている理由は、

①食事では十分に摂れない亜鉛やミネラルを摂るため
②抗酸化物質を摂り、体の酸化を防ぐため

の二つであり、①に該当するのは亜鉛、カルシウム、マグネシウム、ビタミンD、乳酸菌、②に該当するのはアスタキサンチン、レスベラトロールです。

それぞれの栄養素について、簡単にお話ししておきましょう。

カルシウムは、乳製品や小魚、葉物野菜、海藻、大豆などに多く含まれ、骨や歯の材料となるミネラルであり、骨や歯の形成やホルモンの分泌、血液凝固《ぎょうこ》などに関わっています。

年齢を重ねると、腎臓の働きが衰え、尿として排泄されてしまうカルシウムが増加する一方で、第3章でお伝えしたように、骨吸収を抑制するエストロゲンやテストステロンの分泌量が減ってしまうため、どうしてもカルシウム不足に陥りやすくなります。

そして、カルシウム不足は骨粗しょう症の原因となり、骨折のリスクが高まりますが、高齢者にとっての骨折は非常に危険です。

骨折し体の自由がきかなくなったのをきっかけに、筋肉が落ちてフレイルに、そして寝たきりになってしまったり、認知症が始まってしまったりするおそれがあるからです。

ところが、「日本人の食事摂取基準」(2020年版)と「令和元年国民健康・栄養調査」を見比べると、下の表のようになり、65歳以上の人の実際のカルシウムの一日の摂取量が、厚生労働省が定めた推奨量にまったく達していないことがわかります。

そのため、サプリメントを利用して、必

カルシウム推奨量と実際の摂取量(mg／日)

	男性		女性	
	65～74歳	75歳以上	65～74歳	75歳以上
推奨量	769	720	652	620
摂取量	558	567	561	525

要な量をきちんと補っていく必要があるのです。

もう一つ、現代日本人に不足気味なミネラルが、アーモンドや魚介類、海藻、野菜、豆類などに多く含まれるマグネシウムです。

マグネシウムは未精白の食べものに多く含まれており、玄米100gに含まれるマグネシウムは、およそ110㎎ですが、白米100gには23㎎、食パンには20〜22㎎しか含まれていません。

現代の日本人がマグネシウム不足に陥りやすいのは、主食が玄米から白米やパンに変化したせいであるともいわれています。

マグネシウムは、骨や筋肉、脳、神経などに存在し、カルシウム同様、骨や歯の形成に必要なミネラルであり、心臓や血管の機能を正常に保つ働きをしています。

さらに、亜鉛同様、300種類以上の酵素の働きを助けています。

マグネシウムが不足すると、高血圧や狭心症、心筋梗塞などのリスクが高くなるといわれており、カルシウムに対してマグネシウムの摂取量が少ないと、心疾患による死亡率が高くなるとの研究結果もあります。

自分だけの「サプリメントレシピ」を作り、定期的に見直しを

ビタミンDには、腸管でのカルシウムの吸収を促し、骨や歯を丈夫にする働きがあります。

ビタミンDは、きのこ類や魚介類、卵類、乳類などに多く含まれるほか、日光に当たることで、皮膚でも産生されるのですが、高齢になると皮膚でのビタミンDの産生能力が低下し、外出の機会が減るため、日光に当たる時間も少なくなりがちです。

乳酸菌は、炭水化物などの糖を消費して乳酸を作る細菌の総称で、腸内環境を整え、腸の働きを活発にしたり、血中のコレステロールの濃度を下げたりする作用がありま

す。

また、免疫細胞の70％は腸に存在するといわれており、腸内環境が整えば、免疫力も高まります。

しかし、これらはあくまでも、私が必要だと思っているものであり、すでにお話ししたように、人によって必要な栄養素、体に欠けている栄養素は異なります。

みなさんもぜひ、サプリメント外来や健康診断の結果などを利用して、ご自身の健康の維持に必要な栄養素を調べ、オリジナルの「サプリメントレシピ」を作ってみてください。

もちろん、体の状態は常に変化しますから、できれば3か月おきに、難しければ、毎年の健康診断のときに血液検査を行い、それをもとにサプリメントレシピを見直しましょう。

アスタキサンチン、レスベラトロールは必須の抗酸化物質

体にとって重要であり、有害でもある活性酸素

ただ、血液検査の結果とは関係なく、70歳以上の方に、ぜひ摂っていただきたいサプリメントがあります。

活性酸素による体の酸化を防ぐ、アスタキサンチンとレスベラトロールです。

第2章でも簡単にお話ししましたが、活性酸素とは、「物質を酸化させる力が強い酸素」のことです。

私たちの体は、呼吸によって取り込んだ酸素を利用して、活動に必要なエネルギーを作り出し、生命を維持していますが、体内に取り込んだ酸素のうちの数パーセントは、ほかの物質と反応しやすい活性酸素に変化します。

活性酸素は、細胞内での情報伝達を行う、代謝を調節するなどの重要な役割を果た

しています。

また、強い殺菌力があり、体内に侵入したウイルスや異物などを排除してくれますが、一方で、体内の健康なＤＮＡや細胞、組織、器官までも傷つけ、酸化させます。鉄が酸化によって錆びるのと同様に、細胞も酸化すると錆びます。

活性酸素が必要以上に増えると、細胞がどんどん傷つけられ、細胞の老化が進み、しわやしみなどができやすくなったり、動脈硬化が起こりやすくなったり、がんや糖尿病、アレルギー性疾患などになりやすくなったりします。

最近では、生活習慣病の90％が活性酸素によるものであるともいわれています。

加齢が抗酸化力を衰えさせ、活性酸素を暴走させる

体内の活性酸素のほとんどは、細胞の中にある「ミトコンドリア」という器官で作られます。

ミトコンドリアは、各細胞に数百から数千個存在し、食べものなどから得たブドウ糖や脂肪酸を、呼吸によって取り込んだ酸素を使って燃焼させ、細胞の活動に必要なエネルギーを作り出しているのですが、その際、活性酸素も発生してしまいます。

一方、体には、活性酸素の発生を抑えたり、活性酸素を無害なものに変えたり、活性酸素によって生じたダメージを修復したりする「抗酸化力」も備わっています。

抗酸化力は、体外から食べものなどによって取り入れる抗酸化物質と、体内で作られる抗酸化酵素から成り、ミトコンドリアには抗酸化酵素も存在しています。

活性酸素が体の中で常に作られていても、私たちが健康に暮らしていられるのは抗酸化力のおかげなのです。

ただ、細胞内に新しく質の良いミトコンドリアがたくさんあるときは、抗酸化酵素が活発に働き、作り出される活性酸素と抗酸化力のバランスがとれているため、体がダメージを受けることは少ないのですが、ミトコンドリアの質が低下すると、抗酸化酵素の働きが悪くなり、活性酸素の数がどんどん増え、暴走を始めます。

ミトコンドリアの質を低下させ、活性酸素を増やす要因としては、強いストレスや過度の運動、紫外線、放射線、排気ガスやたばこ、酸化された食品、細菌やウイルスなどが挙げられますが、特に大きな原因となるのが、加齢です。

抗酸化力は年齢を重ねれば重ねるほど弱くなり、40〜50代で20代のときの70%程度、60代以降になると5〜30%程度にまで低下するといわれています。

60代にさしかかると、急激に老化が進んだり、さまざまな病気にかかりやすくなったりするのは、加齢によってミトコンドリアが劣化し、抗酸化力が低下し、活性酸素が増えるためでもあるのです。

テストステロン不足や亜鉛不足も、活性酸素と関係している

なお、抗酸化酵素の生成には亜鉛も関係しており、亜鉛不足もまた、活性酸素が増える一つの要因となります。

そして活性酸素は、テストステロン不足ももたらします。

まず、増えすぎた活性酸素が、テストステロンの生成や分泌に関わる器官（精巣や卵巣、副腎、筋肉など）を酸化させると、テストステロンの分泌量が低下します。

テストステロンが減ると、やる気や行動力が失われ、新陳代謝が滞ります。

そのため、ストレスや疲れ、体内の有毒物質がたまりやすくなり、ますます活性酸素が発生しやすくなるという悪循環に陥ります。

実は、テストステロンには活性酸素を除去する働きもあるのですが、一度、この悪循環に陥ると、テストステロンはどんどん減り、活性酸素はどんどん増えていきます。

しかも、テストステロンが減ると、中性脂肪やコレステロールの代謝が悪くなって脂肪がつきやすくなりますが、活性酸素は血液中の脂質とくっついて過酸化脂質を作り、動脈硬化などを引き起こします。

すると、血液の流れが悪くなり、さまざまな病気にかかりやすくなります。

このように、活性酸素はさまざまな心身の不調を引き起こすのです。

食事で足りない「栄養」は、
どんどんサプリで摂ろう

活性酸素の増殖や暴走は、抗酸化物質で抑えることができる

では、少しでも活性酸素の増殖や暴走を抑えるためには、どうすればいいのか。その手段の一つとなるのが、「抗酸化物質を摂ること」です。

抗酸化物質は活性酸素と結びつき、無害化することができる成分であり、

- 牛や豚、鶏のレバー、うなぎやぎんだら、ほたるいか、バター、卵類、のりやひじき、しそやモロヘイヤなどに含まれる**ビタミンA**
- 緑黄色野菜やいも類、果物などに含まれる**ビタミンC**
- 植物性油脂やナッツ類、かぼちゃなどに含まれる**ビタミンE**
- いわしやサバ、牛肉、豚肉などに含まれる**コエンザイムQ**

・緑茶に含まれるカテキン、ゴマに含まれる**セサミン**
・トマトなどに含まれる**リコピン**

など、さまざまなものがありますが、その中でも特におすすめしたいのが、アスタキサンチンとレスベラトロールです。

抗酸化力が特に高い、アスタキサンチンとレスベラトロール

アスタキサンチンは、にんじんなどの緑黄色野菜に含まれるβ-カロテンや、トマトに含まれるリコピンなどと同じカロテノイドの一種です。

天然、特に海洋に広く分布する、赤い色素で、一部の藻類やエビ・カニなどの甲殻類、それらをエサとする鯛、鮭などの魚類などに含まれており、**ビタミンCの6000倍もの抗酸化力**があります。

一方、レスベラトロールはポリフェノールの一種で、植物が紫外線や病原菌などから自分を守るために作る成分の一つであり、赤ブドウや赤ワイン、ココアパウダー、ピーナッツなどに多く含まれています。

レスベラトロールは細胞の酸化を防ぎ、肌の調子を整えたり、血流を改善したり、血糖値をコントロールしたりする効果があるほか、「ＳＩＲＴ１」という長寿遺伝子を活性化させる働きがあるともいわれています。

抗酸化物質はすぐに消費されてしまい、食事だけでは十分に摂ることができません。アスタキサンチンやレスベラトロールをもっとも効率よく補充できるのが、サプリメントなのです。

サプリメントで抗酸化物質を摂らず、活性酸素が増えるままにしておくと、心も体もどんどん酸化し、老いていきます。

70歳を過ぎたら、血液検査の結果を参考に、正しくサプリメントを利用することが、健康を維持し、抗酸化を防ぐうえで必要不可欠なのです。

第5章

70歳からは「朝食重視」が体にいい

70歳からの食事は、まず低栄養に気をつける

高齢者の多くは、夕食にもっとも重きを置いている

みなさんにおうかがいします。

あなたは、朝食、昼食、夕食、どの食事を一番しっかり食べていますか?

おそらく、多くの方が「夕食を一番しっかり食べる」と答えるのではないかと思います。

2014年に行われた「生活者アンケート調査」(三菱総合研究所)の結果を見ると、特に65歳以上の高齢者の8割強が、「夕食では、毎日『主食』『主菜』『副菜』をそろえて食べる」と回答しており(朝食や昼食は4~6割程度)、3食のうちで、夕食をもっとも充実させている人が多いことがわかります。

また、厚生労働省が発表した「令和元年国民健康・栄養調査」によると、朝食、昼食、夕食それぞれの年齢階級別の摂取エネルギー量の平均値および欠食率（きちんと食べない人の割合）は下の表の通りであり、夕食を食べない人はほとんどおらず、夕食の摂取エネルギー量がもっとも多いことがわかります。

一方で、60〜69歳の約1割と、70歳以上の0・5割の人が、朝食や昼食を食べていません。

しかし、「夕食をしっかりとる」「朝食

朝食、昼食、夕食それぞれの年齢階級別の欠食率（%）

	朝	昼	夕
60〜69歳	11.0	11.7	0.0
70歳以上	4.0	5.8	1.8

朝食、昼食、夕食それぞれの年齢階級別の摂取エネルギー量の平均値（kcal）

	朝	昼	夕
60〜69歳	449.2	575.1	798.7
70〜79歳	506.9	549.0	745.5
80歳以上	475.0	483.9	650.7

を食べない」といった食生活は、あまりおすすめできません。

70歳からの健康を考えると、私は「朝食を豪華にし、夕食を質素にする」ことこそが理想的だと考えています。

年齢を重ねるほど陥りがちな「低栄養」

第1章でもお伝えした通り、年齢が上がれば上がるほど、栄養は不足しがちです。

そして、高齢者に不足しがちな栄養素として、よく挙げられるのが、

- **タンパク質**
- **食物繊維**
- **カルシウム、マグネシウムなどの各種ミネラル**
- **各種ビタミン**

です。

このうち、タンパク質は皮膚や毛髪、筋肉や内臓、免疫細胞、酵素、ホルモンなど、あらゆる細胞や物質の材料になりますが、タンパク質を豊富に含む肉や魚などは、「硬いから」「食べにくいから」「胃にもたれるから」といった理由で敬遠されがちです。

しかし、タンパク質という材料が不足すれば、免疫細胞や抗酸化酵素、ホルモンなどが正しく機能しなくなり、体の不調や病気が起こりやすくなります。

タンパク質が不足し、新陳代謝が滞って、肌や髪の状態、内臓の働きなどが悪くなれば、「人と会いたくない」「体の状態が良くないから、動きたくない」と思うようになります。

あるいは、筋肉が落ちると、徐々に体を動かしたり外出したりするのがおっくうになります。

筋肉は使わなければ衰える一方ですから、家の中に引きこもることが増え、運動量が減れば、ますます筋肉が落ちるという悪循環が生まれます。それがフレイルを招いてしまうおそれも十分にあるのです。

次に、食物繊維は、人間の消化酵素で分解されずに大腸まで達する食品成分のことで、排便をスムーズにし腸内環境を整えるほか、血糖値の上昇を緩やかにする、血液中のコレステロールの濃度を低下させるといった働きがあり、健康の維持には欠かせません。

食物繊維は、穀類、野菜、果物、海藻、キノコ、豆類などの植物性食品に多く含まれますが、しっかり噛まないと食べにくいものが多いため、やはり咀嚼機能が低下している高齢者には敬遠されがちです。

カルシウムやマグネシウム、ビタミンDについては、第4章でお伝えした通りですが、いずれにせよ、これらの栄養が不足すると、

・筋肉量や筋力、体力が低下し、疲れやすくなる
・骨密度が低下する
・肌や髪の状態が悪くなる
・けがや傷が治りにくくなる
・風邪などの感染症にかかりやすく、治りにくくなる
・意欲や認知能力が低下する

といったことが起こりやすく、フレイル状態になるリスクも高くなります。

そのため、70歳以上の方は、できるだけしっかり栄養を摂る必要がありますが、必要なエネルギーや栄養素は夕食ではなく、朝食や昼食で摂るようにしてください。

それにより、

・脂肪がつきにくく、分解されやすくなる
・体内時計のずれがリセットされ、心身の調子が良くなる

・睡眠の質が向上し、健康を維持できる

・夜間頻尿の改善につながる

など、さまざまなメリットを得ることができるからです。

朝食重視のほうが体が整い、睡眠もよくとれる

60歳以上の女性高齢者の3割近くが肥満傾向

すでにお伝えしたように、低栄養に陥りやすい高齢者が多いことは確かですが、一方で、肥満傾向の高齢者も決して少なくはありません。

やはり厚生労働省の「令和元年国民健康・栄養調査」によると、「性別・年齢階級別の肥満者（ＢＭＩ≧25㎏／㎡）の割合」は 次ページの図の通りであり、特に女性の場合、60歳以上の３割近くが肥満であることがわかります。

肥満の原因はいろいろと考えられますが、年齢を重ねると、脂肪をつきにくくするテストステロンの分泌量の減少や、筋肉量の低下に伴う基礎代謝量（呼吸をする、心臓を動かす、体温を維持するなど、生命の維持に必要な活動に消費されるエネルギー量）の低下、活動量の低下に伴うエネルギー消費量の低下などが、肥満を招きやすいといえるでしょう。

では、栄養をしっかり摂りながらも、脂肪がつかないようにするにはどうしたらいいのでしょうか？

もちろん、脂肪に変わりやすい糖質などに偏ったメニューにならないよう、食事内容に気をつけることも大事ですが、食事の時間帯も非常に重要です。

性別・年齢階級別の肥満者（BMI ≧ 25 kg/㎡）の割合（%）

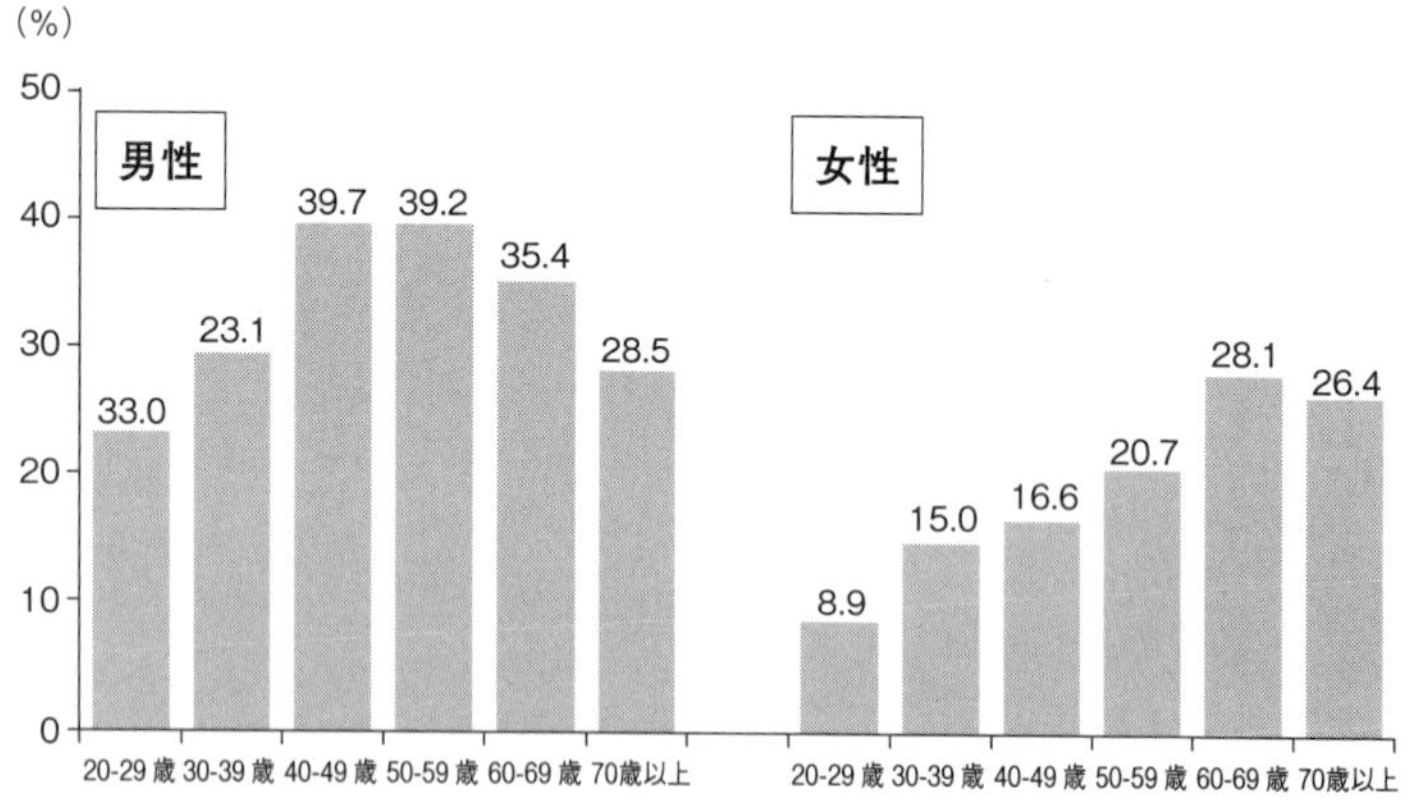

朝食重視の生活にすることで、脂肪は燃えやすくなり、つきにくくなる

実は、朝食には、一日の活動のエネルギー源になるだけでなく、脂肪を燃やしやすくする効果もあります。

朝食をとり、体内に食べものが入ると、眠っていた胃腸が活動を始め、体温が上がります。

体温が1度上昇すると、基礎代謝量は13％上昇するといわれており、エネルギー消費量が増えると、脂肪が分解される量も増えます。

つまり、朝食をきちんと食べることが、脂肪燃焼を促すスイッチになるわけです。

また、午前中や昼間に比べて、夕方以降はどうしても活動量が少なくなり、副交感神経も優位になるため、エネルギー消費量が少なくなります。

私たちの体には、意思とは関係なく勝手に働く「自律神経」という神経があり、自律神経は、心身を緊張させ、活動に適した状態にする「交感神経」と、心身をリラックスさせ、休息や睡眠に適した状態にする「副交感神経」によって成り立っています。

両者がバランスをとることにより、呼吸数、心拍数、体温、代謝、消化機能などがコントロールされているのですが、夕方以降は体が休息モードに入っていきます。

それに伴い、代謝を活発にする交感神経の働きが低下し、副交感神経の働きが強まるため、エネルギー消費量が徐々に減っていきます。

その結果、同じカロリーのものを食べても、朝食や昼食より、夕食で得たエネルギーは消費されにくく、余った糖や脂質などは中性脂肪に再合成され、皮下脂肪や内臓脂肪として蓄えられてしまうのです。

ですから、朝食を豪華にし、夕食を質素にすることで、脂肪が燃えやすく、脂肪のつきにくい体になるのです。

人間の体内時計は、放っておくと、どんどんずれていく

朝食重視にすると、**「体内時計のずれがリセットされ、生体リズムが整えられる」「睡眠の質が向上する」**というメリットもあります。

私たちの体は地球の自転に合わせ、体温や血圧、ホルモンの分泌などを約24時間周期で変化させており、この生体リズムは体内時計によりコントロールされています。朝になると目が覚め、夜になると眠くなるのも、体内時計の働きによるものです。

ただ、そもそも人間の体内時計は、24時間よりやや長めにセットされており、そのままにしておくと、ずれは徐々に大きくなっていきます。

しかも、現代社会は、より体内時計が狂いやすい環境になっています。

昼も夜もなく社会が動き続け、人々の生活が夜型化しているからです。

また、体内時計には「メラトニン」というホルモンが関係しています。

メラトニンは「睡眠ホルモン」とも呼ばれ、人を自然な眠りに誘う作用があり、夕方から夜間にたくさん分泌され、朝の光を浴びると分泌が止まります。

ところが、寝る前に明るい照明を浴びたり、テレビやパソコン、スマホなどを見たりすると、メラトニンが分泌されにくくなり、体内時計に狂いが生じます。

そして、メラトニンの分泌量は、年齢を重ねれば重ねるほど減っていくため、特に高齢者は体内時計が狂いやすい傾向にあります。

朝日を浴び、朝食を食べることで、体内時計が毎日リセットされる

体内時計が正しく機能しないと、生体リズムが乱れ、睡眠の質が低下したり不眠に

なったりするだけでなく、疲労感や倦怠感を覚える、意欲や集中力、食欲が低下する、肌が荒れるなどの不調が生じ、高血圧や糖尿病、がん、肥満、うつ病などの病気が起こりやすくなります。

ちなみに、テストステロンは、体内時計が正しく機能し、質の高い睡眠が十分に得られていなければ十分に分泌されません。

ですから、70歳以上の人は、健康を維持するために、毎日、体内時計をきちんとリセットし、ずれや狂いを調整する必要があります。

もっとも効果的なリセット方法は「起きたら、すぐに朝日を浴びること」ですが、実は「朝食を食べること」にもリセット効果があります。

また、体内時計を狂わせないためには、夕食は朝食後12時間以内にとるのが理想的だといわれています。

つまり、朝日を浴び、朝食を食べ、夕食を早めに食べるという生活を続けていれば、体内時計が毎日リセットされ、質の高い睡眠が手に入り、健康を維持できるのです。

逆に、朝日を浴びない人、朝食を食べない人、夕食を遅くに食べる人、起床時間や就寝時間にばらつきがある人、寝る直前までテレビを見たり、スマホやパソコンを使ったりする人、電気をつけたまま寝る人などは、体内時計が狂いやすく、リセットしづらいといえるでしょう。

夕食をしっかり食べすぎると、睡眠の質が下がってしまう

朝食を重視し夕食を質素にすると睡眠の質が向上する理由は、ほかにもあります。

夜にしっかり食事をとると、体は食べたものを消化・吸収することにエネルギーを使わなければならなくなります。

その結果、睡眠中に脳や体をゆっくり休めることができなくなって、眠りが浅くなり、睡眠の質が下がってしまうのです。

また、私たちは脳の温度が下がるときに眠気を感じます。

そして、食べものを体内で消化・吸収するときにたくさんの熱が発生し、体が温まりますが、それが夜であれば、通常は1～2時間後には体温が下がり、脳の温度も下がり、眠気を催すようになります。

ところが、夕食をとりすぎると、熱が発生しすぎてしまい、体温も脳の温度もなかなか下がりません。

その結果、眠りが浅くなってしまうのです。

さらに、夕方から夜にかけて、副交感神経が優位に働くようになると、体がリラックスモードに入り、胃腸の働きもゆっくりになります。

そんな時間帯に重い食事をとってしまうと、胃もたれなどが起こりやすく、やはり睡眠の質が下がってしまいます。

なお、夕食を質素にすることは、高齢者に多い夜間頻尿の改善にもつながるのですが、それについては第6章で詳しくお話しします。

和定食で高タンパク質、ミネラルをたっぷりに

朝食で、ぜひ摂っておきたい栄養素

この本では、70歳以上の人に、特にタンパク質、ミネラル、抗酸化物質を日々の食事で摂ることをおすすめしていますが、すでにお伝えしたように、高齢者に不足しがちな栄養素としては、ほかに食物繊維、カルシウム、マグネシウム、各種ビタミンなどが挙げられます。

こうした栄養素は、ぜひ朝食で摂っていただきたいと私は思っています。

さらに、できれば**幸せホルモンの「セロトニン」や睡眠ホルモン「メラトニン」の材料となる「トリプトファン」と「ビタミンB_6」も、摂っておきたいところ**です。

トリプトファンは大豆製品、乳製品、肉類、魚類、穀類、ゴマ、ピーナッツ、バナナなどに、ビタミンB_6は鮭、サバ、さんま、鶏ささみ、酒かす、抹茶、ゴマなどに多く含まれています。

朝のうちにこれらを食べておけば、夜の睡眠時にメラトニンが分泌され、眠りに入りやすくなるのです。

和定食こそ、健康を維持する最強の朝食メニュー

以下の食材を使った和定食なら、こうした栄養素を手軽に摂ることができます。

・卵

再三、お伝えしてきたように、卵には、**タンパク質**、**亜鉛**、カルシウム、マグネシウム、ビタミンD、トリプトファン、ビタミンB_6など、食物繊維とビタミンC以外のすべての栄養素が含まれており、「完全栄養食品」とも呼ばれています。

朝食に積極的に取り入れましょう。

・大豆

大豆は、何といっても**良質なタンパク源**で、大豆（乾燥）100g中に、35g近いタンパク質が含まれています。

また、栄養素の種類が非常に豊富で、高齢者に不足しがちな亜鉛、食物繊維、カルシウム、マグネシウム、さらには**セロトニンおよびメラトニンの材料**となるトリプトファン、ビタミンB_6なども含まれています。

朝食には、ぜひ味噌汁、豆腐、油揚げ、納豆などの大豆食品を取り入れましょう。味噌汁の具材を増やせば、さらにたくさんの栄養を摂ることもできます。

・焼き魚

焼き魚には、タンパク質、亜鉛、カルシウム、マグネシウム、各種ビタミン、トリプトファンなどが含まれます。

特に、**抗酸化物質が含まれる鮭**、いわし、サバなどがおすすめです。

・海藻類

わかめや海苔には、タンパク質、カルシウム、マグネシウム、食物繊維、抗酸化作用のあるフコキサンチンなどが含まれており、**各種ビタミン、ミネラルも豊富**です。

「お米のご飯＋豆腐や油揚げ、わかめなどの味噌汁＋鮭、サバなどの焼き魚」に卵料理、納豆や海苔やひじきなどの小鉢を加えた定番の和定食であれば、必要な栄養素をバランスよく摂ることができますが、さらに、野菜サラダ、果物、ヨーグルトなどをつければ、より充実した朝食になるでしょう。

「朝食はパン派」という人は、豆乳や牛乳、卵、そしてやはり野菜サラダや果物、ヨーグルトなどを組み合わせてみてください。

私自身も、朝と昼はしっかり食べ、そこでできるだけタンパク質や食物繊維、必要なビタミンやミネラルなどを摂るようにしています。

一方で、夕食は野菜、チーズ、ナッツ、りんごだけで済ませることもしばしばあります。

朝食重視の生活は、70歳以上の人だけに与えられた贅沢

これまで見てきたように、朝食を和定食にしてしっかり食べ、夕食を質素にすれば、健康を維持するのに必要な栄養素を摂りつつ、体内時計（生体リズム）を整え、睡眠の質を高めることができます。

そして、毎日を快適に過ごすことができ、いつでも健康でいられるようになります。

「朝、起きたときから疲れている」「やる気が起きない」といった方は、ぜひ朝食をしっかりとり、夕食は早めにあっさり済ませる生活を何日か続けてみてください。

それが、健康に長生きするためのコツなのです。

60代までは何かと忙しく、「朝や昼は軽く済ませ、夕食は家族と、あるいは同僚や

友人としっかり食べる」という、夕食重視の食生活を送ってきた。

そんな人は、おそらくたくさんいらっしゃるのではないかと思います。

でも、70歳からは、徐々に生活スタイルが変わっていくはずです。

朝食重視の生活は、仕事や家事、育児などが一段落し、朝の時間をゆったりと過ごせるようになった世代だけに許される贅沢《ぜいたく》なのです。

第6章

70歳からは「7時間の睡眠」が元気の秘訣

「就寝後のトイレ」で死亡率は2倍になる⁉

40歳以上の日本人の約4500万人が夜間頻尿を患っている

この章では、70歳以上の人にとって、夜間頻尿を改善し、睡眠や生活の質を高めることがいかに大切かをお話しします。

一見、栄養学とは関係がなさそうですが、実は食事の仕方が、夜間頻尿とも密接に関わっているのです。

私の専門は泌尿器科ですが、高齢の患者さんから非常によく聞くのが夜間頻尿の悩みです。

夜間頻尿とは、**「就寝後、トイレに行くために1回以上起きなければならず、それによって日常生活に支障をきたして困っている状態」**のことです。

みなさんの中にも、「歳をとってから、夜中に何度も尿意を覚えて目が覚め、トイレに行ってしまう」「そのせいで、なかなか熟睡できない」と悩んでいる方がいらっしゃるのではないでしょうか。

夜間頻尿に悩む人は、年齢が上がるほど多く、日本排尿機能学会が2002年に行った調査によると、60代では39・7％、70代では62・0％、80代では83・9％の人が夜間排尿の症状を抱えており、予備軍を含めると、40歳以上の約4500万人が夜間頻尿を患っていることがわかりました。

なかなか人に相談しづらく、多くの人が「歳だから仕方がない」とあきらめてしまいがちな夜間頻尿ですが、テストステロン不足や亜鉛不足などと同様、放っておくと、心身の健康に深刻な影響を及ぼしかねません。

実は、国内の研究により、夜間排尿の回数が一晩に2回以上ある高齢者は、1回以下の高齢者に比べて、死亡率が1・98倍になるという報告が上がっています。

また、「夜間頻尿と死亡率の関係」に関する複数の研究結果を統合したところ、夜間排尿の回数が一晩に2回以上あると死亡率が29%増加し、3回以上になると46%増加するという結果が出ています。

心身の健康を妨げ、脳出血や心筋梗塞、転倒の原因にもなる夜間頻尿

では、一体なぜ、夜間頻尿が死亡率の増加につながるのでしょうか？

まず考えられるのが、夜中にいきなり冷たい便座に座ることで、急激な温度変化に伴って血圧が変動し、脳出血や脳梗塞、心筋梗塞などが引き起こされることです。

排尿によって血管が拡張され、血圧が下がり、心臓から脳へ送られる血液の量が急激に減って、脳が酸素不足になってしまう「排尿失神」が起こることもあります。

夜間にトイレに行くと、足元がふらついたり、暗くて周りが見えなかったりするため、転倒するリスクも高まります。

アメリカの研究機関からは、一晩に3回以上の夜間頻尿があると、トイレに行く際に転倒するリスクが1・28倍になるとの報告も上がっています。

転倒した際に打ちどころが悪ければ、死亡してしまう危険性もありますし、転倒による骨折がきっかけとなって、フレイルに、そして寝たきりになってしまうおそれも十分にあります。

さらに、夜間頻尿は、心身の健康やQOLにも大きな影響を及ぼします。

夜中に、トイレに行くために何度も起きると、その後眠れなくなったり、眠りが浅くなったりして、十分な睡眠、質の高い睡眠をとることができなくなります。

すると、当然のことながら、意欲や集中力が低下する、疲れが取れにくくなる、昼間に眠くなる、イライラしやすくなる、といったことが起こりやすくなります。

仕事でミスをすること、自動車を運転しているときに集中できなかったり眠くなったりして、事故を起こしてしまうこともあるかもしれません。

体のさまざまなホルモンのバランスも、7時間眠ることで整うといわれています。つまり、夜間頻尿で睡眠不足に陥ると、ホルモンのバランスが乱れ、心身にさまざまな不調が表れるおそれがあります。

こうした心身の不調から、外出したり人に会ったりするのがおっくうになったり、うつ状態に陥ってしまったりする人もいるでしょう。

70歳以上の人にとって夜間頻尿は、寿命を、そして健康寿命を左右する、非常に重要な問題なのです。

あなたが夜、ぐっすり寝れない原因はなにか

夜間頻尿には、「夜間多尿」「膀胱蓄尿障害」「睡眠障害」の3つの原因がある

では、なぜ年齢を重ねると、夜間頻尿になってしまうのでしょうか？
その原因についてお話ししましょう。

夜間頻尿の原因には、主に次の3つのタイプがあると考えられています。

①夜間多尿
②膀胱蓄尿障害《ぼうこうちくにょう》
③睡眠障害

そして、糖尿病や高血圧、肥満、あるいは心疾患や腎疾患の治療薬の服用などが引

き金となっているケースもありますが、多くの場合、ホルモンの減少、腎臓機能や膀胱機能の低下、筋力の低下、睡眠のリズムの乱れなど、加齢に伴う体の変化が、これら3つの原因を引き起こしています。

加齢によるホルモンバランスの乱れや筋力の低下がもたらす夜間多尿

ここからは、夜間頻尿の3つの原因について、もう少し詳しくご説明しましょう。

まず、**①の「夜間多尿」は、夜間に作られる尿量が多い状態**のことです。

通常、人間の一日の尿量は約1000～2000㎖、一回の排尿量は約200～400㎖であり、排尿回数は、日中は5～7回程度、夜間（就寝中）は0～1回程度です。

しかし、睡眠前に水分を過剰摂取したり、心疾患や腎疾患の患者さんが、睡眠前に利尿薬を服用したり、加齢により、尿量を調節する抗利尿ホルモンの分泌バランスが乱れたりすると、夜間の尿量が増えてしまうのです。

加齢による筋力や血管の収縮力の低下も、夜間多尿の原因となります。筋力や血管の収縮力が低下すると、血液の循環が悪くなり、下半身に水分がたまります。

その状態のまま横になると、下半身にたまっていた水分が上半身に移動し、心臓に負担がかかります。するとは体は、排尿を促す「利尿ペプチド」というホルモンを分泌し、余計な水分を体の外に出そうとするのです。

なお、一日（24時間）に作られる尿量のうち、夜間（就寝中）に作られる量が、65歳以上の場合は3分の1（33％）以上、若年者では5分の1（20％）を超える場合、夜間多尿であるとされています。

血流や筋力の低下、テストステロンの減少などが膀胱畜尿障害を招く

②の「膀胱畜尿障害」は、膀胱に十分に尿をためることができない状態のことです。

膀胱は骨盤内にある臓器で、腎臓とは尿管でつながっています。

腎臓は、細胞の活動の結果生じた老廃物や、体内の余計な塩分などを排出するため、尿を作って膀胱に送り、膀胱にある程度の量の尿がたまると、尿意を感じるようになっています。

膀胱は、尿がたまるまでは風船のように膨らみ、十分にたまったら、収縮して尿を排出します。

通常は200㎖ほど尿がたまったところで尿意を感じ始め、400㎖ほどたまって

から排尿するのですが、何らかの原因で膀胱畜尿障害になると、膀胱に十分に尿をためることができず、少ない尿量でも尿意を感じてしまうのです。

原因としては、出産や手術、病気、けがなどが挙げられますが、特に多いのが、加齢に伴う「過活動膀胱」や「前立腺肥大症」です。

過活動膀胱は、性別にかかわらず発生する症状です。歳をとると、血管が老化し、血流が悪くなります。すると、膀胱にも、細胞の活動に必要な栄養や酸素が行き渡らなくなり、膀胱のしなやかさや弾力性が失われてしまいます。さらに、血流が悪くなると、膀胱壁の神経がダメージを受け、排尿筋も過活動になります。

その結果、膀胱に十分に尿をためられなくなり、かつ膀胱が過敏に反応して、少ない尿量でも尿意を感じてしまうのです。

加齢によって骨盤底筋《ていきん》が衰え、骨盤の上にある臓器を支えられなくなることも、過活動膀胱の原因となります。

臓器が下垂《かすい》して膀胱や尿道を圧迫し、尿意を感じやすくなるのです。

一方、前立腺肥大症は、男性特有の病気です。

前立腺は、膀胱のすぐ下に、尿道を取り囲むように存在している、クルミのような形をした器官で、生殖に関わる働きや排尿をコントロールする働きがあります。

この前立腺が何らかの原因で肥大すると、尿道が圧迫され、ちょっとした刺激で尿意を感じたり、きちんと排尿ができず、残尿が生じてしまったりするのです。

原因は、まだ完全に明らかになってはいませんが、加齢に伴うテストステロンの分泌量の低下が、前立腺肥大を招いているのではないかと考えられています。

加齢に伴う睡眠障害が原因で、夜間頻尿になることもある

最後に、③の「睡眠障害」についてお話ししましょう。

「寝つきが悪い」「熟睡できない」「夜中に目が覚めてしまう」など、睡眠に関する悩みを抱えている高齢者は少なくありません。

第5章でお伝えしたように、人間の睡眠のリズムにはメラトニンというホルモンが大きく関わっていますが、メラトニンの分泌量は、子どものころをピークに徐々に減っていき、高齢者の体内ではわずかな量しか作られません。

そのため、寝つきが悪くなったり、眠りが浅くなり、ちょっとしたことで目が覚めたりするようになります。

さらに、高齢になり、社会活動から遠ざかると、日中の活動量が低下するため、体が必要とする睡眠の量が減りますし、狭心症や関節リウマチなど、高齢者がかかりやすい病気からくる痛みや辛さも睡眠を妨げます。

こうした原因で夜中に目が覚めたときに、たまたま尿意を感じた結果、尿意で目が覚めたと錯覚し、「目が覚めたときにトイレに行く」ことが習慣化して、夜間頻尿になることが少なくありません。

そして、睡眠障害が原因で夜間頻尿になり、眠りがさらに浅くなるという悪循環に陥ってしまうのです。

ほかに、睡眠時無呼吸症候群から夜間頻尿になることもあります。

「睡眠時無呼吸」とは、睡眠中に呼吸が10秒以上止まる状態のことであり、1時間当たり5回以上の無呼吸や、呼吸が弱くなる低呼吸が発生していると、睡眠時無呼吸症候群と診断されます。

糖尿病の人や高血圧の人、太っている人などは、睡眠時無呼吸症候群になりやすい傾向があります。

睡眠中の体内では、通常は、体を休息モードにする副交感神経が優位になっています。

副交感神経が優位なとき、私たちは尿意を感じにくくなります。

健康なときや若いとき、昼間に比べて、夜間にトイレに行くことが少ないのはそのためです。

ところが、睡眠時無呼吸症候群になると、無呼吸状態のときに血液中の酸素濃度が低下し、血圧や心拍数が上昇します。

すると、体を緊張させる交感神経が優位になり、膀胱が収縮して、尿意を感じやすくなってしまうのです。

「夕食は早めに」とり、
「胃腸の負担を減らす」のが
長生きの秘訣

寝る前の習慣を見直すことで、夜間頻尿は改善できる

多くの場合、夜間頻尿は、自然に治ることは期待できません。

たまたま寝る前に水分を摂りすぎた日だけ、夜中に何度かトイレに行きたくなるという人や、夜中にトイレで1~2回起きても、その後熟睡できるため、生活に支障がないという人はあまり心配しなくても大丈夫ですが、毎晩必ず2回以上目が覚めてしまい、睡眠不足になったりストレスがたまったりしているという人は、改善のための対策をとる必要があります。

薬を使った治療も有効ですが、寝る前の習慣を見直すことで、夜間頻尿が改善することもあります。

ここでは、特に気をつけていただきたいポイントのみ、いくつかご紹介しましょう。

「水分をたくさん摂ると健康になる」に医学的な根拠はない

近年、よく耳にするのが「高齢者はできるだけたくさん水分を摂ったほうがいい」「夜、寝る前に水分をたくさん摂ると、血液がサラサラになり、寝ている間の脳梗塞や心筋梗塞などを予防できる」といった情報です。

しかし、医学的には、「寝る前に水分をたくさん摂ることで、夜間や早朝の脳梗塞や心筋梗塞などを予防できる」とは証明されていません。

もちろん、体にとって水分は大事です。

極端に水分摂取量を減らすと、たしかに、脱水症状や熱中症などを引き起こし、ひどくなると、循環不全や心筋梗塞、脳梗塞などのリスクも出てきます。

ただ、何事もバランスが大事です。

当然のことながら、水をたくさん飲めば、その分、尿の量も増えます。

寝る前に水分を摂りすぎることによって夜間頻尿になるケースも、実は少なくないのです。

また、寝る前だけたくさん摂るのではなく、朝から夜までの間に、こまめに水分補給をしてください。

なお、温かい飲みものと冷たい飲みものとでは、冷たい飲みもののほうが体が冷え、膀胱の筋肉が縮んで、尿意を感じやすくなります。

夜間頻尿に悩んでいる人は、できるだけ温かい飲みものを口にするようにしましょう。

寝る前には、利尿作用のあるカフェインやアルコール、塩分の摂取を控える

寝る前には、できるだけカフェインやアルコールを摂らないようにしましょう。カフェインには利尿作用があるからです。

高齢者が好きな緑茶、特に玉露には、コーヒーの2倍以上のカフェインが含まれています。

寝る前にどうしてもお茶が飲みたくなったときは、カフェインがほとんど、もしくはまったく含まれていない煎茶やウーロン茶、麦茶、ハーブティーなどを飲むようにしましょう。

アルコールにも利尿作用がありますが、中でも、新陳代謝を促すカリウムが含まれ

ているビールや赤ワイン、紹興酒などを飲むと、頻尿になりやすくなります。

しかもビールは水などに比べ、**10倍の速さで尿を作る**といわれており、体外に水分が排出されると、体は脱水状態になるのを防ぐため、さらに水分が欲しくなるという悪循環に陥ります。

夜間頻尿が気になる方は、寝る前のお酒はできるだけ控えるようにしましょう。


水分だけでなく、塩分の摂りすぎにも注意が必要です。

しょっぱいものを食べると、のどが渇き、水をたくさん飲んでしまいます。

また、人間の体は、体内の塩分量を一定に保つようにできており、塩分量が増えると、それを薄めるために体液の量を増やし、体にたまった余計な水分を尿として排出しようとします。

朝食をしっかり食べ、夜は明るい光を浴びないようにする

睡眠障害が原因で起こる夜間頻尿は、寝る前の水分摂取を控えつつ、睡眠の質を高めることで改善することができます。

睡眠の質を高めるために何よりも大事なのは、体内時計を毎日リセットし、生体リズムを整えること、そして睡眠ホルモン「メラトニン」の分泌を促すことです。

詳しくは第5章でお話ししましたが、体内時計をリセットするもっとも効果的な方法は、「朝、起きたら朝日を浴びること」「朝食をしっかり食べること」です。

朝食では、大豆や卵などをしっかり食べ、メラトニンの材料となるトリプトファンとビタミンB_6を体内に取り入れましょう。

また、夕食を早めに、簡単に済ませることも、寝ている間の胃腸の負担を減らし、

睡眠の質を高めることにつながります。

さらに、深夜の室内照明を暗めにし、寝る前にはテレビやパソコン、スマホなどを見るのを控えることも、体内時計を狂わせないためには非常に大事です。

できれば、昼間に適度に体を動かすこと、長く昼寝をしすぎないこと（長くても30分以内）も心がけましょう。

おそらくみなさんの中には、これまで、当たり前のように朝食を抜いたり、夜更かしをしたり、夜遅くに夕食を食べたり、といった生活を送っていた方もいらっしゃるのではないかと思います。

しかし、70歳からは、できればそうした生活習慣を見直し、少しずつ朝型の生活にシフトしていかれることをおすすめします。

それが、夜間頻尿を予防もしくは改善し、睡眠の質を高め、病気やけがを遠ざけ、いつまでも健康な心と体でいられることにつながるからです。

第7章

いつまでも現役で！
70歳からの「健康」チェックリスト

70歳からは、「不調のサイン」に早く気づくこと

「病気を治す」だけでは、健康寿命は延ばせない

第1章の冒頭にも書いたように、私がこの本でお伝えしたいのは、自分の力で「老いに負けない体」をつくり、いつまでも健康を維持し、人生を長く楽しんでいただくための「70歳からの栄養学」です。

「いつまでも健康を維持し、人生を長く楽しむ」というのは、すなわち「健康寿命を延ばす」ことです。

これまでの医学は、病気を治すことに重きを置いてきました。

もちろん、がんや糖尿病、心疾患や脳血管疾患といった重篤な病気を治療することは大事ですが、単に「病気を治す」だけでは、健康寿命を延ばすことはできません。

常に自分自身で心身の状態をチェックし、不調のサインに早く気づくこと、そして、

・健康の維持に必要なホルモンやミネラルなどをきちんと補うこと
・朝食重視の食生活に切り替え、夜間頻尿を改善し、睡眠の質を高めること
・免疫力を高めること
・社会と関わりを持って生きること

などが、必要不可欠なのです。

チェックリストを使って、こまめに心身の健康状態を確認する

ここで、みなさんに、ぜひやっていただきたいことがあります。

240〜241ページのチェックリストと、ご自身もしくはご家族の現在の状態と

を照らし合わせてみてください。
このチェックリストは、男性の更年期障害の問診に使用する「ＡＭＳ（Aging Male's Symptoms）スコア」を加工し、男女を問わず、70歳からの心身の健康状態のチェックに使えるようにしたものであり、

・低栄養（亜鉛やタンパク質など、体に必要な栄養素の不足）
・テストステロン不足
・活性酸素による体の細胞の酸化・老化
・夕食重視の食生活や夜間頻尿などによる睡眠の質の低下

などが原因で起こる不調のサインを知ることができます。

意欲や冒険心、行動力、判断力、記憶力、そして筋力や体力、運動機能などの低下、原因不明の心身の不調などは、年齢を重ねれば自然に起こると思われがちであり、最

初のうちは「体の調子がおかしいな」「心の状態が良くないな」と感じながらも「歳だから仕方がない」「大丈夫だろう」と見過ごしてしまう人が少なくありません。

しかし、これらのサインを「加齢のせいだから仕方がない」と放っておくと、やがてメタボリックシンドローム、サルコペニア、ロコモティブシンドローム、認知症、老人性うつ、心筋梗塞、脳梗塞といった重大な疾患をもたらす可能性があり、いずれフレイルや要介護状態になってしまうおそれもあります。

しかも、それらは日常生活の中でゆっくりと進行するため、本人も周囲も気づきにくいという特徴を持っています。

早い段階であれば、簡単な治療や食生活の見直し、運動などによって症状を改善できますが、本人も周囲も初期のサインを見逃し、深刻化させてしまいやすいのです。

ですから、定期的な血液検査と併せて、ぜひこのチェックリストを、心身の不調にすぐに気づき、健康寿命を延ばすために活用してください。

まず、テストステロン不足や亜鉛不足などについて、きちんと知ることが大事

70歳以降の心身の不調は、予防、早期発見、早期治療によって重症化を防ぐことができますが、残念ながら、発見や治療が遅れてしまうことがしばしばあります。

その原因としてまず挙げられるのは、それらがテストステロン不足や低栄養、細胞の酸化や睡眠の質の低下などによってもたらされているということが、本人にも周りの人にもなかなかわからない点にあります。

たとえば、40代後半から50代前半にかけての閉経前後に、女性ホルモン（エストロゲン）の分泌が急激に減り、ホットフラッシュ（急なほてりやのぼせ、大量の発汗）、動悸《どうき》、めまい、不眠、憂うつ、集中力の低下といった症状があらわれる「女性の更年

期障害」については広く知られています。

しかし、テストステロンの分泌量の低下によって、70歳以降の男女に起こる心身の不調については、医療関係者でも知らない人がたくさんいます。

そのため、市区町村や会社で行われる健康診断や人間ドックでは、血液中のテストステロン値の測定すら行われていないのです。

同様に、亜鉛不足や夕食重視の食生活、夜間頻尿などの健康への深刻な影響もあまり知られていません。

そして、「やる気が出ない」「筋力や体力が落ちる」「眠れない」「物忘れがひどくなる」「判断力が低下する」といった症状が、単なる加齢のせいだと見過ごされてしまったり、あるいは「うつ病のせい」「認知症のせい」などと判断され、誤った治療が行われたりすることが少なくありません。

女性の場合は、「更年期は終わったはずなのに、なぜ心身の不調が続くんだろう？」と、原因がわからず不安を抱く人もいます。

健康寿命を延ばすために、まず大事なのは、「70歳以降はテストステロン不足や亜鉛不足などによって心身の不調が起こりやすい」「生活習慣を見直したり、適切な治療を行ったりすることで心身の不調が改善できる」と、きちんと知ることだといえるでしょう。

そのうえで、常に自分自身の心身の状態をチェックし、早めに不調に気づいて、テストステロンの補充や必要な栄養素の補充、体の抗酸化、生活習慣の見直しなど、この本でご紹介した70歳からの栄養学を実践すれば、自力で老いない体を手に入れ、フレイルや寝たきり状態に陥るリスクを大きく軽減させ、人生を長く楽しむことができるはずです。

70歳からの、心身の健康状態のチェックリスト

	症状	症状の程度（点）				
		ない	軽い	中程度	重い	非常に重い
1	総合的に調子が思わしくない（健康状態、本人自身の感じ方）	1	2	3	4	5
2	関節や筋肉の痛み（腰痛、関節痛、手足の痛み、背中の痛み）	1	2	3	4	5
3	ひどい発汗（思いがけず突然汗が出る、緊張や運動とは関係なくほてる）	1	2	3	4	5
4	睡眠の悩み（寝つきが悪い、ぐっすり眠れない、寝起きが悪い、疲れが取れない、浅い睡眠、眠れない）	1	2	3	4	5
5	よく眠くなる、しばしば疲れを感じる	1	2	3	4	5
6	イライラする（あたり散らす、ささいなことですぐ腹を立てる、不機嫌になる）	1	2	3	4	5
7	神経質になった（緊張しやすい、精神的に落ち着かない、じっとしていられない）	1	2	3	4	5
8	精神の不安定（パニック状態になる）	1	2	3	4	5
9	体の疲労や行動力の減退（全般的な行動力の低下、活動の減少、余暇活動に興味がない、達成感がない、自分をせかさないと何もしない）	1	2	3	4	5
10	筋力の低下	1	2	3	4	5

	症状	症状の程度（点）				
		ない	軽い	中程度	重い	非常に重い
11	憂うつな気分（落ち込み、悲しみ、涙もろい、食欲がわかない、気分のムラ、無用感）	1	2	3	4	5
12	「人生の山は通り過ぎた」と感じる	1	2	3	4	5
13	力尽きた、どん底にいると感じる	1	2	3	4	5
14	つまずきやすくなった	1	2	3	4	5
15	毛髪や皮膚の新陳代謝の衰え（髪の毛が細くなった、肌が乾燥しやすくなった、ひげの伸びが悪い）	1	2	3	4	5
16	男性：早期勃起（朝立ち）の回数の減少 女性：タオル絞りがうまくできなくなった	1	2	3	4	5
17	性欲や性的能力の低下（セックスが楽しくない、性交の欲求が起こらない）	1	2	3	4	5

各設問に当てはまる症状の程度をチェックし、点数を合計してください。

・17～26点　：心身の調子は良好です

・27～36点　：亜鉛などの栄養素やテストステロンが不足していないか、測定してみましょう

・37～49点　：泌尿器科へご相談ください

・50点以上　：ぜひ泌尿器科へご相談ください

「栄養」こそが「フレイル」
「要介護」を予防する

こんな体のサインに要注意

次ページの図のように、テストステロン不足や亜鉛不足などが原因で、70歳以上の人に起こりやすい不調のサインにはさまざまなものがありますが、それらは**「身体的要素」「精神的要素」「社会的要素」**に大きく分けることができます。

「だるい」「頭痛やめまいがする」など、体の症状が強く出る人もいれば、「イライラする」「不安になる」など、心の症状が強く出る人もいますし、中には、心身の不調が人間関係のトラブルにつながり、社会的に孤立してしまう人もいます。

また、身体的要素、精神的要素、社会的要素のうち、どれか一つだけがあらわれるとは限らず、同時に複数の症状があらわれる人もたくさんいます。

ここからは、それぞれのサインについて、もう少し詳しくお話ししたいと思います。

70歳以上の人に起こりやすい不調のサイン

身体的要素

「原因不明の体調不良」
「頭痛、めまい、耳鳴り、動悸など」
「体力、筋力の大幅な低下」
「立つ、歩くなどの運動機能の低下」
「見た目が老け込む」
「病気にかかりやすくなる」

精神的要素

「意欲、冒険心、行動力、判断力、記憶力などの低下」
「イライラや不安感に襲われる」
「外出しなくなり、引きこもる」

社会的要素

「社会からの孤立」
「家族関係の悪化」
「友人、周囲とのトラブル」
「孤食、個食などから食生活が乱れる」
「孤独を感じる」
「自己肯定感の低下」

症状が進行する

↓

「骨粗しょう症」「老人性うつ」「認知症」「脳梗塞、心筋梗塞などの重篤な病気」により、フレイルや要介護の状態へ

まず、体にあらわれる不調のサインとしては、以下のものが挙げられます。

・原因不明の体調不良
・頭痛、めまい、耳鳴り、動悸など
・体力、筋力の大幅な低下
・立つ、歩くなどの運動機能の低下
・見た目が老け込む
・病気にかかりやすくなる

第3章でお伝えしたように、テストステロンには「タンパク質から筋肉を作り、増強する」「骨を発達させて強くする」「血管の柔軟性を保つ」といった働きがあります。

また、亜鉛は細胞のＤＮＡの複製やタンパク質の合成に関わって新陳代謝を促すほか、人間の体内の、おびただしい数の酵素の働きを助けており、「皮膚や毛髪、爪などの新陳代謝を促す」「免疫細胞の働きを助ける」「成長ホルモンの働きを維持し、骨の成長を促す」などの作用があります。

そのため、年齢を重ねてテストステロンの分泌が減ったり、亜鉛が不足したりすると、体にさまざまな症状があらわれます。

さらに、年齢を重ねれば重ねるほど、体の細胞を酸化・老化させる活性酸素の害を受けやすくなりますし、夕食重視の食生活を続けることや夜間頻尿などによって睡眠の質が低下すれば、体の疲れが取れにくくなり、免疫力も低下します。

こんな心のサインに要注意

一方、心にあらわれる不調のサインとしては、以下のものが挙げられます。

・意欲、冒険心、行動力、判断力、記憶力などの低下
・イライラや不安感に襲われる
・外出しなくなり、引きこもる

テストステロンには「ドーパミンを分泌させて意欲や行動力、競争心を高める」「幸せホルモンであるセロトニンの生成に関わる」「記憶の形成や強化に関与すると考えられているアセチルコリンを増やす」といった働きがあり、心にも大きな影響を与えています。

そのため、テストステロンが不足すると、意欲や冒険心、行動力が低下したり、精神状態が不安定になったり、記憶力や判断力が衰えたと感じたりするようになるのです。

また、亜鉛は、記憶や学習を司る「海馬」をはじめ、脳のさまざまな部位にも含まれており、やはり記憶力を高めたり精神を安定させたりするうえで、大きな役割を果たしています。

そして、当然のことながら、睡眠の質の低下も脳や心の健康に大きく影響します。人は寝ている間に、昼間の活動による脳の疲労を回復し、記憶を整理し、『アミロイドβ』という脳内のゴミ（タンパク質の一種）を排出するといわれています。よく眠れなかったり睡眠の質が低下したりすると、人はストレスを感じやすく、イライラしやすくなりますし、集中力や判断力、記憶力も低下してしまうのです。

老人性うつや認知症と間違われやすい、心のサイン

なお、こうした心のサインは、しばしば老人性うつや認知症の兆候と間違えられます。

老人性うつは、65歳以上の高齢者がかかるうつ病で、「定年退職して、することがなくなった」「パートナーやペットなど、大切な存在を失った」「子どもが成長して独立し、夫婦二人だけの生活になった」「ケガや体調不良により、外出する機会が減った」といったことなどが原因で起こり、「気分が沈み、元気がなくなる」「食欲がなくなる」「眠れない」「疲れやすい」「思考力や集中力、記憶力が低下する」「頭痛やめまい、腹痛などがある」といった症状があらわれます。

人は歳をとると、ストレスに対する抵抗力が弱くなるといわれています。高齢者で、うつ病になる人が多いのは、そのためでもあります。

一方、認知症は、何らかの原因で脳の細胞が死滅したり、働きが悪くなったりするために起こるもので、「記憶力や判断力が低下する」「怒りっぽくなる」「不安や妄想に襲われる」「意欲がなくなる」といった症状があらわれます。

たしかに、それぞれ共通する症状はあるのですが、テストステロン不足や亜鉛不足などによってもたらされる心の不調と認知症、うつ病とでは治療法が異なります。

うつ病の薬の中には、ホルモンの合成や分泌を抑える作用を持つものがありますが、そのような薬は、テストステロンが不足している人には逆効果です。

認知症の場合は、一般的に、症状の進行を遅らせる薬や、不安、妄想、不眠などの症状を抑える薬による治療が行われますが、これらは、テストステロン不足や亜鉛不足などを原因とする不調には効果がありません。

ところが、本人も周囲も、ときには医師までもが、心の不調を「うつ病」「認知症」と思い込み、適切でない治療をしてしまう。

その間に症状が進行し、もともとはうつ病や認知症でなかったにもかかわらず、本当にそうした病気になってしまうということが、よくあります。

ちなみに、ほかの病院で「うつ病」と診断され、治療を受けたものの症状が改善せず、困り果てた末に私のクリニックに来られる患者さんは多いのですが、ほぼすべての方が、テストステロン不足もしくは亜鉛不足の状態にあります。

これはあくまでも私の実感ですが、「うつ病」と診断される高齢者の症状のうち、5〜6割はテストステロン不足や亜鉛不足などによるものであり、**4〜5割は、テストステロン不足、亜鉛不足、老人性うつなどの合併**によるものではないかと思われます。

そして、実際に老人性うつであったとしても、テストステロン不足や亜鉛不足などが、その症状をより悪化させることが少なくありません。

テストステロン不足や亜鉛不足は、血液検査で調べることができますから、自分自身やご家族に「意欲や行動力、判断力、記憶力などの低下」「倦怠感」などの症状があらわれたときは、まず病院で検査を行い、血液中のテストステロンや亜鉛の値を調べてみてください。

心の不調は、自分自身では気づきにくい

心の不調が厄介なのは、自分自身ではなかなか気づきにくい点にあります。「意欲や体力、判断力が低下する」といった症状のせいで、「自分の不調の原因を調べる」「病院に行く」などの行動を起こせないことが多く、ますます症状が悪化するという負の循環に陥りやすいのです。

そのため、周りの人が不調に気づくことも少なくありません。

たとえば、私が治療にあたらせていただいた、ある患者さん（仮に、Eさんとします）の**異変に最初に気づいたのは、奥様でした。**

初めて私のクリニックに来られたとき、Eさんは68歳で、お子さんはすでに独立し

て家を離れており、東京の郊外の戸建てに2歳年下の奥様と暮らしていました。

3年前に、定年後の再雇用期間が終了し、悠々自適の暮らしに入ったEさんですが、現役時代は専門商社の営業マンとしてバリバリ働いていました。

若いころは、部下たちから「鬼課長」「鬼部長」と呼ばれるほど、自分にも他人にも厳しかったそうです。


しかし50歳を過ぎたころから、奥様はEさんと話していて「昔に比べて、ずいぶん丸くなったな」と思うことが増えていました。

そして、完全に退職してしばらく経つと、Eさんは、まるで別人のようになってしまったのです。


もともと仕事人間だったEさんには、趣味らしい趣味がありませんでした。

退職後、奥様のすすめで、近所のカルチャースクールで開かれる句会に参加したことはありますが、俳句に興味が持てず、生徒さん同士のコミュニケーションも苦手だったらしく、すぐに行かなくなってしまいました。

こうしたことから、Eさんは半ば引きこもりのようになり、毎日、家でぼんやりと過ごすことが増え、覇気《はき》がなくなり、やがて、倦怠感や不眠を訴えるようになりました。

最初、奥様は、Eさんのそうした症状を「加齢によるもの」あるいは「仕事を辞めた後の一時的な虚脱状態」だと思っていましたが、症状が悪化する一方だったため、ある時期から「仕事という生きがいを失い、うつになったのではないか」と考えるようになりました。

奥様のアドバイスに従い、Eさんは重い腰を上げ、心療内科を受診しましたが、処方された薬を飲んでも、症状はまったく改善されません。

そんな折、テストステロン不足がもたらす心身の不調について書かれた雑誌の記事を目にした**奥様は、「もう病院には行きたくない」と嫌がるEさんを無理やり引っ張**

るようにして、記事中で紹介されていた私のクリニックに連れてこられたのです。

私はいつものように、問診および血液検査を行い、Eさんの血液中の遊離テストステロン値が5・0pg／mℓであることがわかりました。

当時は、遊離テストステロン値が8・5pg／mℓ以下だと、治療が必要だとされていました（ちなみに、2022年末以降基準が変わり、治療が必要なのは総テストステロン値が250ng／dℓ未満の場合または遊離テストステロン値が7・5pg／mℓ未満の場合となりました）。

そこで、テストステロンの補充などの治療を行ったところ、約一年後には、遊離テストステロン値は10・2pg／mℓにまで上昇し、症状も軽くなったのです。

周囲の人が気をつけるべき、70歳以上の人の心の不調のサイン

このように、ご家族が「昔と性格が変わってしまった」「様子がおかしい」と感じ、いろいろと調べた結果、テストステロン不足や亜鉛不足などの可能性があることに思い当たるというケースは少なくありません。

ですから、もし70歳以上のみなさんのパートナーや親御さん、あるいは親しいご友人などで、**以下の症状に当てはまる方がいたら、泌尿器科を訪れる**よう促してあげてください。

・元気で若々しかったのに、急におとなしくなり、老け込んでしまった
・話しかけても上の空で、生返事しか返ってこなくなった

・よく外出していたのに、まったく出歩かなくなった
・食事や、今まで好きだったテレビ番組に対する関心がなくなった
・夜中に目が覚めることが増えた
・昔に比べ、イライラしていることが多い
・「だるい」「疲れた」と頻繁《ひんぱん》に口にするようになった
・体の不調を訴えるが、健康診断や内科・心療内科では異常がないと言われた

早期治療を行い、重症化するのを防ぐためには、こうしたサインに周りの人が気づくことも重要なのです。

友人・家族との食事が寿命を延ばす

心身の不調が引きこもりを招き、引きこもりが心身の不調を悪化させる

テストステロン不足や亜鉛不足、睡眠の質の低下などが原因であることに気づかず、適切な対策をとらずに放っておくと、「だるい」「頭痛やめまいがする」といった体の症状も、「意欲や判断力、記憶力が低下する」「イライラする」といった心の症状も**どんどん悪化**します。

そして、

・体がだるく、すぐに疲れるから動きたくない
・何もする気が起こらず、外出もしたくない
・見た目の老化が進み、人に会いたくない
・イライラや判断力、記憶力の低下から、人と摩擦《まさつ》を起こすことが増える

などの理由で、引きこもりになる人もいます。

しかし、引きこもりになり、家から出たり人と会ったり、体を動かしたりすることが減れば、脳も筋肉も刺激を受けなくなり、心身の機能がますます衰えます。

また、心身の活動が停滞し、**「自分が周りの人たちに必要とされている」**といった実感が得られなくなると、テストステロンの分泌量はどんどん減少します。

さらに社会や他人との接触が少なくなり、一人で食事をする機会が増えると、食事を楽しむことができなくなったり、栄養が偏りがちになったりするため、亜鉛をはじめ、体に必要な栄養素の摂取量も減ってしまいます。

その結果、フレイルを経て要介護の状態になってしまうという悪循環が起こりやすくなります。

社会問題化している、中高年の引きこもり

ちなみに、現在、日本では、中高年の引きこもりが大変問題になっています。

2019年3月に内閣府が発表したデータによると、中高年5000人を対象に調査を行ったところ、40歳から64歳までの引きこもり（「趣味の用事のときだけ外出する」「近所のコンビニなどには出かける」「自室からは出るが、家からは出ない」「自室からもほとんど出ない」のいずれかに当てはまる人）の割合が有効回答数の1・45％を占めており、そこから、全国の中高年の引きこもりは、推計61万人以上にものぼるとの結果が導き出されたそうです。

これは、2015年に発表された、15〜39歳の引きこもりの人の割合1・57％とほぼ同じであり、約半分の人が7年以上引きこもっているとのことです。

ちなみに、引きこもりになったきっかけは、

- **退職　36・2％**
- **人間関係　21・3％**
- **病気　21・3％**
- **職場になじめない　19・1％**

となっており、何らかの理由で社会との接点が断たれたこと、社会での居場所がなくなったことが引きこもりにつながっています。

正確なデータは出ていませんが、私は、こうした中高年の引きこもりには、かなりの割合で、テストステロン不足、亜鉛不足などが関係していると思います。

病気になる、精神的に不安定になり人間関係のトラブルが発生するなど、テストステロン不足や亜鉛不足などが引きこもりの原因自体をつくっているケースもあれば、

引きこもりの生活によってテストステロンの分泌量が減り、生活の質が低下して亜鉛も不足し、引きこもりの状態が続くという悪循環に陥っているケースもあるでしょう。

なお、こうした話題においては、「根性がないから、あるいは親が甘やかしたから引きこもりになる」「一度、社会のレールから外れてしまうと、なかなか戻ることができない社会の構造に問題がある」「引きこもりの中高年が社会復帰しやすくなるような仕組みを用意する必要がある」といった具合に、原因や責任が、どうしても「個人の資質」「親の教育」「社会構造」などに求められがちです。

たしかに、そういった側面もあるかもしれませんし、社会全体として対策をとる必要もあるでしょう。

しかし、原因がテストステロン不足、亜鉛不足などによるものであれば、適切な治療や対策によって、劇的に改善する可能性があります。

私のクリニックにいらっしゃった患者さんにも、「定年退職後、体がだるく、何に対してもやる気が起きず、ほぼ引きこもり状態になっていたけれど、テストステロンや亜鉛などを補充することで、**意欲や体力が回復し、再びパートタイムで働いたり、人と会ったりすることができるようになった**」という方がたくさんいます。

一人暮らしの高齢者を襲う、「孤食」による栄養不足

また、近年、一人暮らしをする高齢者も増え続けています。

内閣府の「平成30年版高齢社会白書」によると、65歳以上の一人暮らしの人数は、2000年に303万2000人だったのが、2005年に386万5000人、2010年に479万1000人、2015年に592万8000人となっています。

2015年の65歳以上の総人口は3392万人であり、高齢者の5~6人に一人が一人暮らしをしているということになります。

しかし、高齢者の一人暮らしには、さまざまな問題が生じがちです。特に懸念されるのが、「栄養不足」です。

一人暮らしの高齢者は、どうしても一人で食事をすること、いわゆる「孤食」が多くなります。

そして孤食が多いと、

・一人での食事は寂しく、味気なく、食べるという行為を楽しめない
・食欲の変化、味覚の変化などに気づきにくく、他人からも気づかれにくい
・一人分の食事を用意するのが面倒なため、つい簡単なもので済ませてしまい、食事の回数自体も少なくなる
・自分の好きなものばかり食べてしまう
・家の近くにスーパーなどの商業施設がなかったり、足腰が悪かったりして、なかなか買い物に行けない

といった理由から、食事量が減ったり、栄養が不足したりしやすくなります。

実際、日本能率協会総合研究所が、２０１５年に、60～79歳の高齢者５００人を対象に行った調査によると、夫婦で暮らしている人、子ども家族と同居している人の80％以上が「食事の栄養バランスがとれている」と感じているのに対し、一人暮らしの高齢者で「栄養バランスがとれている」と感じている人は55％にとどまっています。

ほかに、一人暮らしの高齢者は家族と同居している高齢者よりも、食事の回数や手作りの料理を食べる回数が少なくなりやすく、タンパク質や食物繊維、ミネラルなどの栄養素が不足しがちであるとの結果も出ています。

栄養不足はさまざまな病気を招きますが、一人暮らしで孤食の多い高齢者は、テストステロン不足や亜鉛不足などから、心身の不調があらわれるリスクが高いのです。

さらに、一人暮らしで人と接する機会が少ないと、テストステロンの分泌量が低下するおそれもあります。

テストステロンは「社会性ホルモン」とも呼ばれており、「自分には居場所がある」「自分は周りの人たちに必要とされている」と実感すればするほど、分泌される量が増えます。

逆に「自分には居場所がない」「自分を必要としている人はいない」と感じれば、分泌量が減ってしまうのです。

一人暮らしをしている女性は特に、70歳からの栄養学の実践を

なお、2015年の65歳以上の一人暮らしの人の男女別内訳を見ると、男性が192万4000人、女性が400万3000人と、女性が男性の倍以上を占めています。65歳以上の高齢者のうち、配偶者と死別した人の割合(2015年)は、男性が10・1%、女性が38・7%ですから、夫に先立たれた後、一人暮らしになる女性が多いのかもしれません。

すでにお伝えしたように、一人暮らしの高齢者はどうしても孤食になりやすく、栄養不足になりやすい傾向がありますが、亜鉛不足から肌の老化などが進むと、特に女性はどうしても自信をなくしたり、人前に出るのがおっくうになったりしがちです。

そうすると、今度はテストステロンの分泌量が減り、気力や体力が低下し、やがてフレイル、さらに寝たきりや要介護の状態になってしまうおそれがあるのですが、「テストステロン＝男性ホルモン」というイメージが強いため、女性は男性以上に、心身の不調の原因がテストステロン不足であることに気づきにくい傾向があります。

また、女性は男性よりも、うつ病になりやすいともいわれています。

厚生労働省の調査によると、女性のうつ病の有病率は男性の約2倍であり、特に60代、**70代の女性の患者さんが多い**ことがわかっています。

高齢者の女性のうつ病の有病率が高いのは、幸せホルモンであるセロトニンの生成に関わっているエストロゲンの分泌が減少するためだと考えられていますが、私は、テストステロン不足、亜鉛不足による意欲などの低下や不安感、見た目の老化なども、そこに大きく関わっているのではないかと思っています。

一緒に暮らす家族や、頻繁に会う友人などがいれば、早い段階で心身の状態の変化に気づき、病院へ連れていくなど、何らかの手を打ってくれるかもしれませんが、一人暮らしの女性の場合は、どうしても心身の不調のサインが発見されづらく、症状が深刻化しやすいといえるでしょう。

ですから、一人暮らしをしている70歳以上の女性は特に、「老いない体」を手に入れ、若々しさと健康を維持し、長く人生を楽しむために、ご自身の心身の調子をできるだけこまめにチェックし、70歳からの栄養学を実践するようにしてください。

また、周囲に70歳以上の一人暮らしの女性がいる方は、心身の状態に変化がないか、できるだけ注意してあげてください。

おわりに

人は心が愉快であれば
終日歩んでも嫌になることはないが、
心に憂いがあれば
わずか一里でも嫌になる。

これは、シェイクスピアが残した名言の一節です。

若い人でも高齢者でも、健康に対する不安や、原因不明な心身の不調が少しでもあれば、誰もが苦しくなり、快活で健康的な生活を送ることができなくなります。

年齢を重ねれば重ねるほど、健康面で悩みを抱えることが、どうしても増えるでしょう。

超高齢社会において、高齢者が目指すべきなのは「高齢者だからこそ、健康に生きる」ことだと、私は思います。

私自身、68歳になりますが、「老後」などと思わず、現役世代と同じようにバリバリと働いていますし、今後も自分自身の夢を追って、まだまだ元気に生きていくつもりでいます。

医療や介護が必要な期間をできる限り短縮できるように準備しておく。

自分や家族の体に何が起こっているのかを正しく知り、心身の不調には適切な対策をとって重症化を防ぎ、健康寿命を延ばして、いつまでも楽しく暮らす。

それが自分自身や家族の幸せにつながり、日本という国の幸せにもつながります。

この本がそうした一助になれば幸いです。

老化を「栄養」で食い止める

70歳からの栄養学

発行日　2023年3月14日　第1刷

著者　平澤精一

本書プロジェクトチーム

編集統括	柿内尚文
編集担当	栗田亘
デザイン	小口翔平（tobufune）
イラスト	わたなべみきこ
編集協力	村本篤信
校正	荒井順子
本文デザイン・DTP	廣瀬梨江
営業統括	丸山敏生
営業推進	増尾友裕、綱脇愛、桐山敦子、相澤いづみ、寺内未来子
販売促進	池田孝一郎、石井耕平、熊切絵理、菊山清佳、山口瑞穂、吉村寿美子、矢橋寛子、遠藤真知子、森田真紀、氏家和佳子
プロモーション	山田美恵、山口朋枝
講演・マネジメント事業	斎藤和佳、志水公美、程桃香
編集	小林英史、村上芳子、大住兼正、菊地貴広、山田吉之、大西志帆、福田麻衣
メディア開発	池田剛、中山景、中村悟志、長野太介、入江翔子
管理部	八木宏之、早坂裕子、生越こずえ、本間美咲、金井昭彦
マネジメント	坂下毅
発行人	高橋克佳

発行所　株式会社アスコム

〒105-0003
東京都港区西新橋2-23-1　3東洋海事ビル
編集局　TEL：03-5425-6627
営業局　TEL：03-5425-6626　FAX：03-5425-6770

印刷・製本　株式会社光邦

Printed in Japan ISBN 978-4-7762-1271-3

本書は2022年3月に弊社より刊行された『60代からの最高の体調』を改題し、加筆、再編集したものです。